DAS PANARITIUM

VON

DR. MAX SAEGESSER
PRIVATDOZENT AN DER UNIVERSITÄT BERN

MIT 115 ABBILDUNGEN

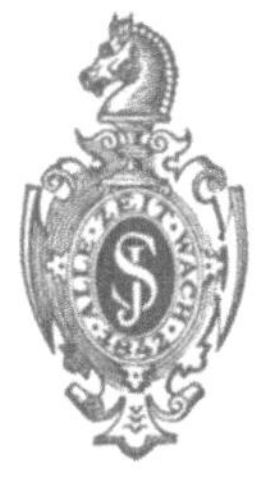

BERLIN
VERLAG VON JULIUS SPRINGER
1938

ISBN-13: 978-3-642-90337-3 e-ISBN-13: 978-3-642-92194-0
DOI: 10.1007/978-3-642-92194-0

Vorwort.

Die Fingereiterung stellt in der Regel ein Teilgebiet der „kleinen Chirurgie“ dar. Diese Einordnung bedarf gewisser Einschränkungen. Oberflächliche Panaritiumformen, welche frühzeitig in ärztliche Behandlung kommen, verlangen einen Eingriff, welcher nicht über die alltägliche chirurgische Tätigkeit des praktischen Arztes hinausgeht. In der Großzahl dieser Fälle wird der praktische Arzt die Erstbehandlung übernehmen und diese auch zu Ende führen. Ihm fällt vor allem die Aufgabe zu, durch eine frühzeitige Eröffnung die schlimmen Folgen einer zunächst harmlos aussehenden Fingereiterung zu verhüten. Unter diesem Gesichtspunkte gehört die Panaritiumbehandlung in das Gebiet der „kleinen Chirurgie“. Überschreitet die Entzündung jedoch die Ausdehnung eines Gliedabschnittes, so läßt sich eine erfolgreiche Behandlung unter den Verhältnissen der täglichen Praxis in der Regel nur schwer durchführen. Der Arzt muß hier die Grenzen genau kennen, und vor allem muß er volle Klarheit haben über die möglichen Folgen einer Fingereiterung. Auf die genaue Darstellung dieser Verhältnisse wurde in der vorliegenden Arbeit besonderer Wert gelegt.

Ohne Zweifel sind die bisherigen Ergebnisse der Panaritiumbehandlung noch unbefriedigend. Je mehr sich aber die Früheröffnung in sorgfältiger Betäubung durchsetzen wird, um so mehr werden jene schweren Störungen im weiteren Wundverlaufe verschwinden, welche nicht nur die Gebrauchsfähigkeit von Finger, Hand und Arm, sondern sogar das Leben gefährden. Man muß sich immer wieder die Tatsache vor Augen halten, daß die Sterblichkeit bei Panaritium derjenigen bei Appendicitis nicht nachsteht.

Der Erfolg einer frühzeitigen und richtigen Eröffnung eines Panaritiums sichert dem Arzte auch jenes Zutrauen, welches verhütet, daß die Kranken ihren Umlauf zunächst unter Zuhilfenahme des ganzen Inhaltes der Hausapotheke behandeln, nicht selten mit dem Erfolg einer dauernden Einschränkung der Gebrauchsfähigkeit von Finger und Hand.

Jeder Arzt muß von Zeit zu Zeit Rückschau halten und sich seiner Behandlungsergebnisse erinnern. Aus verständlichen Gründen muß der praktische Arzt aber auf eine schriftliche Zusammenstellung verzichten und sich auf die Wiedererweckung von Erinnerungsbildern beschränken. Der Summe dieser Erinnerungsbilder entspricht das Maß seiner ärztlichen Erfahrung.

Ein Hauptziel der vorliegenden Darstellung ist es, in erster Linie dem praktischen Arzte diejenigen Unterlagen in die Hand zu geben, welche ihm ermöglichen, seine bisherigen Erfahrungen auf dem Gebiete der Panaritiumbehandlung zu ordnen und damit die Grundlage zu schaffen für eine zweckmäßige und erfolgreiche Behandlung.

Bern, im Mai 1938.

Max Saegesser.

Inhaltsverzeichnis.

A. Einleitung.

Wir verstehen unter Panaritium jede unspezifische Eiterung an Hand und Fingern, welche im Anschluß an eine nicht offene Wunde auftritt.

In der Regel handelt es sich um kleinste Verletzungen, welche sich oberflächlich rasch schließen, während in der Tiefe der Entzündungsprozeß, oft zunächst unbemerkt, weitergeht.

Eine wichtige Voraussetzung der wirksamen Bekämpfung von Panaritiumschaden ist die ausreichende Versorgung dieser kleinsten Hand- und Fingerverletzungen. Diese wird sich aber nur dann durchsetzen, wenn eine fortgesetzte Aufklärung von zuständiger Seite erfolgt. In dieser Hinsicht kann noch viel erfolgreiche Arbeit geleistet werden.

Für den Arzt geht das Ziel der Behandlung des ausgebildeten Panaritiums dahin, die Entzündung auf ihren Ausgangspunkt zu beschränken und die Dauer der Arbeitsunfähigkeit Panaritiumkranker nach Möglichkeit herabzusetzen. Diese ist im Verhältnis zu der oft harmlos aussehenden primären Entzündungsform ziemlich hoch.

Dieses Ziel kann durch eine frühzeitige und ausreichende Eröffnung des Panaritiums erreicht werden. In der Mehrzahl der Fälle genügt ein einziger Eingriff.

Die Erreichung dieses Zieles setzt weiterhin voraus, daß sich der Arzt in der Behandlung des Panaritiums nie auf die Wirkung medikamentoser Maßnahmen verlaßt. Je mehr er auf ihre Anwendung verzichten lernt, um so besser werden seine Resultate sein.

B. Grundsätze der Panaritiumbehandlung.

In der Behandlung des Panaritiums gibt es drei Gesetze, welche in keinem Falle umgangen werden dürfen:

I. Die frühzeitige und ausreichende Eröffnung des Entzündungsherdes

II. Die Sorge für einen ungehinderten Sekretabfluß.

III. Die vollkommene, nie unterbrochene Ruhigstellung des erkrankten Gliedabschnittes, solange akute Entzündungserscheinungen nachweisbar sind.

Alle unsere Maßnahmen sind auf die Erfüllung dieser drei „ehernen" Gesetze gerichtet. Sie müssen uns in jedem Falle wegleitend sein.

I. Die frühzeitige und ausreichende Eröffnung des Entzündungsherdes.

Einen Furunkel dürfen wir ohne Bedenken reifen lassen, ein Panaritium dagegen nie.

Wieso dieser grundsätzliche Unterschied?

Durch das Haar der entzündeten Balgdrüse ist dem Entzündungsprozeß in erster Linie ein nach der Oberfläche hin gehender Ausbreitungsweg vorgezeichnet. Weiterhin steht der Entzündungsherd in dem lockeren Gewebe unter keinem besonderen Druck. Wichtige Organbestandteile sind in der Regel in der näheren Umgebung des Furunkelsitzes nicht vorhanden.

Andere Verhältnisse finden sich beim Panaritium. Das Unterhautzellgewebe der Beugeseite von Finger und Hand weist kurze, starre, zur Haut senkrecht verlaufende Bindegewebszüge auf, welche die Infektion von der Oberfläche nach der Tiefe leiten. In der Tiefe weisen die weiteren Bahnen hand- und vorderarmwärts: Sehnen, Sehnenscheiden, Scheiden der kleinen Handmuskeln, Nerven, Gefäße. Alle diese wichtigen Organe liegen in einem kleinen Raume zusammengedrängt. Der Entzündungsprozeß kann daher leicht von einem Organbestandteil auf den anderen übergehen.

Das ununterbrochene Spiel der Finger pumpt den Eiter stammwärts.

Der Weg der Entzündung vorwiegend nach der Tiefe hin und von dort weiter hand- und armwärts bedingt den ernsten Charakter eines Panaritiums. Eine rechtzeitige Eröffnung des Eiterherdes verhütet die weitere Ausbreitung stammwärts, denn der Weg des geringsten Widerstandes weist jetzt nach außen.

Wer ein Panaritium reifen läßt, handelt in jedem Falle unrichtig.

Abgesehen von der Tatsache, daß die Mißerfolge der konservativen Panaritiumbehandlung den schadenfreien Ausgang bei weitem überwiegen, ist der Erfolg der schnittfreien Behandlung nicht selten nur ein scheinbarer, indem der Kranke ohne Wissen des Arztes selber die notwendige Eröffnung vornimmt.

Ein Soldat, welcher am linken Zeigefingerendglied ein subcutanes Panaritium aufwies, wurde in das nächste Krankenhaus eingewiesen. Nach 4 Tagen kommt der Soldat mit folgendem ärztlichen Bericht zurück: „Der Umlauf ist unter der üblichen Behandlung rasch zurückgegangen. Eine Incision war nicht nötig.“ Der Soldat machte folgende Angaben über den Krankheitsverlauf: „Ich erhielt täglich 2mal ein heißes Handbad, außerdem Salbenverbände. Die Schmerzen nahmen immer mehr zu, so daß ich die beiden ersten Nächte überhaupt nicht schlafen konnte. Am Ende der zweiten Nacht wurde mir die Sache zu dumm, ich nahm das Taschenmesser und schnitt in den Umlauf. Von diesem Augenblicke hatte ich keine Schmerzen mehr.“ Am übernächsten Tage wurde der Soldat mit seinem „ohne Incision“ geheilten Panaritium zur Truppe entlassen.

Der Versuch einer konservativen Behandlung, durch völlige Ruhigstellung der Extremität und Alkoholdunstverbände, ist in den ersten

24 Stunden erlaubt, allerdings nur unter der Voraussetzung, daß die Diagnose noch nicht einwandfrei gesichert ist. Gehen die Erscheinungen in diesem Zeitraum nicht deutlich zurück, so muß operiert werden, auch wenn die Diagnose noch nicht völlig feststeht. Sehr oft läßt sich eine genaue Abklärung über die Panaritiumform erst während des Eingriffes vornehmen. Bei der Sehnenscheidenentzündung genügt bereits der begründete Verdacht, um einen sofortigen Eingriff zu rechtfertigen.

Die frühzeitige Eröffnung des Panaritiums genügt nicht, sie muß auch ausreichend sein. Diese setzt voraus:

1. Eine genügende Vorbereitung. Die Eröffnung eines Panaritiums ist ein chirurgischer Eingriff, bedarf also der richtigen Vorbereitung.

2. Eine sichere Betäubung. Wer ein Panaritium in Kälteanasthesie eröffnet, geht unrichtig vor.

3. Eine gute Blutleere. In dem entzündlich hyperämisierten Gewebe ist ein anatomisches Vordringen in die tieferen Gewebsschichten ohne Blutleere unmöglich.

1. Ohne genügende Vorbereitung soll kein Panaritium eröffnet werden.

Ein Panaritium fällt aus der Eintönigkeit einer Alltagssprechstunde heraus. Schon aus diesem Grunde soll man sich dieses Falles „mit Liebe" annehmen. Erste und wichtigste Bedingung einer zweckmäßigen Panaritiumbehandlung ist die ausreichende Freistellung von Zeit. Kommt örtliche Betäubung in Frage, so wird diese zunächst ausgeführt und der Kranke hierauf in ein Nebenzimmer gewiesen. In der Zwischenzeit kann die Sprechstundenhilfe das notwendige Instrumentarium bereitstellen.

Verlangt der Eingriff eine Kurznarkose oder eine Plexusanästhesie, dann muß der Eingriff bis nach der Sprechstunde verschoben werden. Es muß allerdings betont werden, *daß alle Panaritiumformen, welche sich nicht in ortlicher Betäubung eröffnen lassen, in stationäre Behandlung gehören,* nicht in erster Linie wegen der Größe des notwendigen ersten Eingriffes, sondern wegen der möglichen Folgen der Entzündung und des dadurch bedingten größeren Eingriffes.

Welche Instrumente mussen für den Eingriff bereitgestellt werden?

1 Messer. Fur den praktischen Arzt sind Messer mit auswechselbarer Klinge zu empfehlen. Es steht auf diese Weise immer ein scharf schneidendes Messer zur Verfugung.

1 chirurgische Pinzette.

2 stumpfe Zweizinkerhakchen. Statt ihrer können Wundsperrer verwendet werden, sofern der Entzundungsprozeß nicht tiefer als im Unterhautzellgewebe liegt.

1 Kocherschieber. Er dient zum Spreizen der Gewebe und zum Durchziehen der Ableitungsstreifen.

1 gebogene, spitze Schere, mit welcher die ovaläre Ausschneidung der Wundrander vorgenommen wird.

Diese Instrumente reichen für die in örtlicher Betäubung zu eröffnenden Panaritien aus. Sie werden zweckmäßig in einer nicht rostenden Blechschachtel aufbewahrt und nur für die Panaritiumbehandlung verwendet.

Alle jene Panaritiumformen, welche vom praktischen Arzte eröffnet werden können, bedürfen keiner besonderen Blutstillung. Auf Unterbindungen und Umstechungen wird verzichtet. Regelmäßig kommt die Blutung ohne besondere Maßnahmen zum Stillstand.

Bei der Eröffnung eines Panaritiums soll der Arzt stets Gummihandschuhe tragen, will er das Gesetz der „Non-Infektion" seiner Hände nicht in gröbster Weise verletzen.

Die Gummihandschuhe brauchen nicht steril zu sein, dagegen müssen sie sauber sein.

Sofort nach dem Gebrauch ist jeder Handschuh vom Arzte selbst zu reinigen, und zwar mit heißem Wasser und Seife. Sie kommen hierauf für eine halbe Stunde in Sublimatlösung und werden dann nach kurzem Abspülen in heißem Wasser zum Trocknen aufgehängt. Am nächsten Tage wendet man die Handschuhe, hängt sie nochmals auf, bis sie auf beiden Seiten vollkommen trocken sind, pudert sie ein und versorgt sie in einem sauberen Leinentäschchen.

Vorbereitung des Operationsfeldes. Ein zweimaliger Jodanstrich und Nachwaschen mit Alkohol genügt. Man merkt sich die Schnittführung vor dem Jodanstrich genau, nicht erst nachher. Es hat daher keinen Sinn, diesen durch eine ausschließliche Benzin-Alkoholreinigung zu ersetzen.

Diejenigen Panaritien, welche vom praktischen Arzte eröffnet werden können, erfordern kein steriles Abdecken des Operationsfeldes. Selbstverständlich soll der Verzicht auf diese Maßnahme keine Veranlassung zu einem unrichtigen, die Keimverschleppung fördernden Vorgehen sein.

Zu einer genügenden Vorbereitung gehört auch die richtige Lagerung des Kranken. Die Eröffnung eines Panaritiums darf nur am liegenden Patienten vorgenommen werden. Die kranke Hand wird auf einen kleinen Tisch gelegt.

2. Sichere Schmerzfreiheit während des Eingriffes.

Wer ein Panaritium in Kältebetäubung eröffnet, geht unrichtig vor. Die Vereisung ergibt keine genügende Schmerzausschaltung, auch nicht in Verbindung mit gleichzeitiger Blutleere. Eine genaue Darstellung des Eiterherdes in dem durchfrorenen Gewebe ist unmöglich, erlaubt infolgedessen auch keine sichere und vollständige Entfernung des nekrotischen Bezirkes.

Von dieser Regel gibt es nur eine Ausnahme: das Panaritium an der Fingerstreckseite läßt sich in Kältebetäubung eröffnen. Hier handelt es sich aber, wenn man genau sein will, um einen Furunkel, nicht um ein Panaritium, so daß eine einfache Spaltung ausreicht.

Wie wird die Vereisung vorgenommen? Soll sie ihren Zweck erreichen, so muß sie auch technisch richtig durchgeführt werden. Um die Fingerbasis wird zunachst ein dünner Gummischlauch gelegt, fest angezogen und mit einem Kocherschieber zusammengehalten. Dann folgt die Vereisung des Schnittgebietes. Sie muß so lange fortgesetzt werden, bis das Gewebe weiß erscheint. Man wartet hierauf, bis das Gewebe wieder sein normales Aussehen erhält, was in der Regel nach etwa 1 Minute der Fall ist. Nun wird nochmals vereist, bis die Haut weiß aussieht. Erst jetzt nimmt man die Incision vor.

Zur Erreichung einer sicheren Schmerzfreiheit bei der Eröffnung eines Panaritiums stehen uns zur Verfügung:

1. Die Leitungsanästhesie.
2. Die Kurznarkose.
3. Die Plexusanästhesie.
4. Der Chloräthylrausch.

Die Wahl der Betäubungsform richtet sich nach dem örtlichen und dem allgemeinen Befunde:

Leitungsanästhesie.

a) Als Basisanästhesie nach Oberst: Panaritium der Mittel- und Endphalangen.

b) Anästhesie der Nn. digit. vol. comm.: Panaritium der Grundphalange, umschriebene Interdigitalphlegmone.

Kurznarkose.

Sehnenscheidenpanaritium.

Alle Eiterungen an Hand und Vorderarm, mit Ausnahme der umschriebenen Interdigitalphlegmone.

Plexusanästhesie.

Sie tritt an Stelle der Kurznarkose bei jungen kräftigen Leuten, bei schlechtem Allgemeinzustand und bei Herzfehlern.

Chloräthylrausch.

Kommen Kurznarkose oder Plexusanästhesie aus irgendwelchem Grunde nicht in Frage, so tritt der Chloräthylrausch in sein Recht.

1. Leitungsanästhesie.

a) Basisanästhesie.

Es werden benotigt: 10 ccm einer 0,5% Novocainlösung, ohne Adrenalinzusatz.

5-ccm-Spritze.

Injektionsnadel: 5 cm lang, 0,5 mm dick, Mittelschliff. Kurz- oder Langschliffe sind ungeeignet. Am besten bewährt sich für den praktischen Arzt die Platin-Iridiumnadel.

Vorgehen: Von je einem Einstich an der dorsalen Seitenkante der Fingerbasis werden zunachst die dorsalen Fingernerven betäubt. Die Nadelspitze wird hierauf an der Seitenkante des Phalangenknochens entlang nach der Beugeseite vorgeschoben und die volaren Fingernerven umspritzt. In der gleichen Weise geht man auf der Gegenseite vor. An jedem der 4 Nervenpunkte werden je 2,5 ccm der Losung injiziert (Abb. 1 und 2).

Ist die Injektion beendigt, so wird proximal von der Stelle der Einspritzung ein dünner Gummischlauch um die Fingerbasis gelegt, stark angezogen und mit einem Kocherschieber zusammengehalten.

Der Eingriff wird erst vorgenommen, wenn eine sichere Betäubung des Operationsgebietes eingetreten ist. In der Regel soll man mit der Operation nicht vor Ablauf einer Viertelstunde beginnen.

Die Novocainlösung darf kein Adrenalin enthalten. Thrombosen der Fingergefäße sind bei Panaritium keine Seltenheit. Die weitere Abriegelung der Blutzufuhr durch Adrenalin kann die Gangrän des betreffenden Fingers nach sich ziehen. Besonders gefährlich ist in dieser Hinsicht die Anwendung von Novocain-Adrenalin und eine nachfolgende Heißluftbehandlung. Ohne Schaden verläuft dagegen die kurz dauernde Abriegelung der Blutzufuhr durch einen dünnen Gummischlauch.

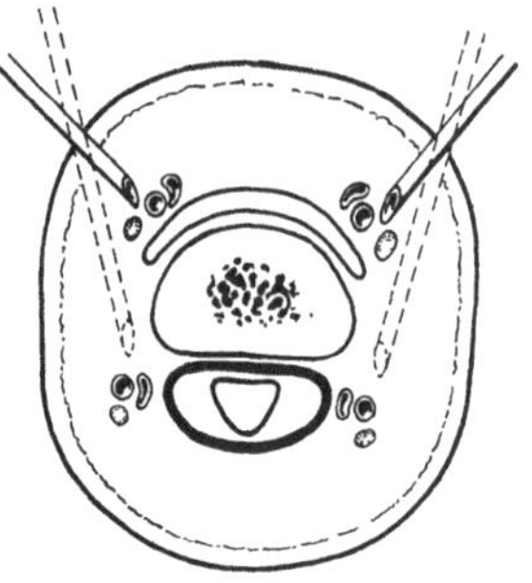

Abb. 1. Basisanästhesie (Leitungsanästhesie).

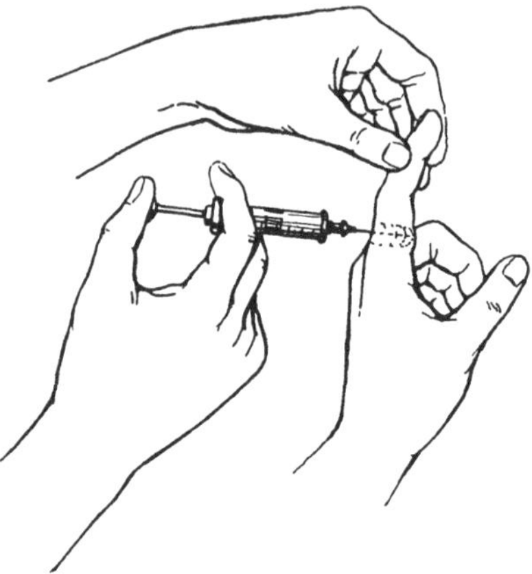

Abb. 2. Basisanästhesie.

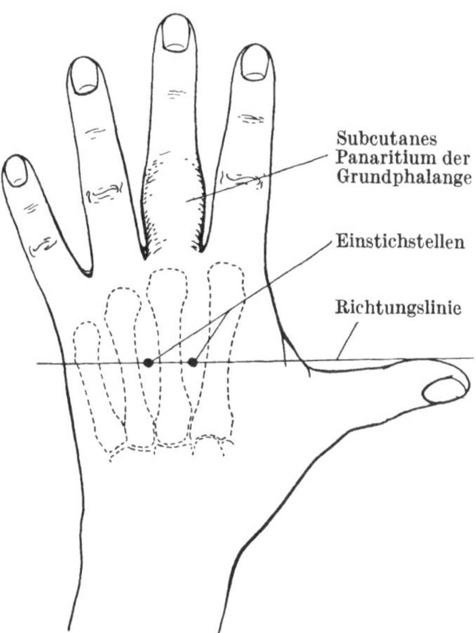

Abb. 3. Leitungsanästhesie bei Grundgliedpanaritien und Interdigitalphlegmonen.

b) Leitungsanästhesie bei Panaritium des Grundgliedes und bei umschriebener Interdigitalphlegmone.

Je 5 ccm einer 0,5% Novocainlösung, ohne Adrenalinzusatz, werden zu beiden Seiten des zugehörigen Metakarpalknochens eingespritzt. Die Nadelspitze wird vom Handrücken her allmählich gegen die Hohlhand vorgeschoben, bis sie die Palmarhaut eben leicht abhebt. Der ganze Weg wird mit Novocainlösung durchsetzt.

Bei der Interdigitalphlegmone wird nur ein Zwischenknochenraum betäubt (Abb. 3).

Ausgedehntere entzündliche Veränderungen verlangen eine Betäubung durch Kurznarkose oder Plexusanästhesie.

2. Kurznarkose.

Allgemein gebräuchlich ist heute die Evipan-Kurznarkose. Die Technik ist sehr einfach:

Man läßt den Kranken so zahlen, daß er ungefähr alle Sekunden eine Zahl nennt, injiziert bis 18 den ersten Kubikzentimeter, bis 36 den zweiten. Sobald sich der Kranke verzählt, spritzt man nochmals 1 ccm in der gleichen Geschwindigkeit. Durch eine vorgängige Injektion von Pantopon-Scopolamin wird die Wirkung erhöht, und der postnarkotische Aufregungszustand gedämpft. Letzterer schränkt die Verwendungsfahigkeit des Evipans bei jungen, kraftigen Leuten stark ein. Der Rauschzustand kann stundenlang anhalten und verlangt eine fortgesetzte Beaufsichtigung. In der Stärke und in der Äußerung entspricht er einem mittelschweren Alkoholrausch mit Überwiegen manischer Züge.

3. Plexusanästhesie.

Sie ersetzt die Kurznarkose bei jungen kräftigen Leuten und bei Kranken mit schlechtem Allgemeinzustande oder mit Herzleiden.

Am sitzenden oder liegenden Patienten wird zunachst in der oberen Schlüsselbeingrube die A. subclavia aufgesucht. Etwas nach außen von der Arterie und unmittelbar hinter dem Schlusselbein sticht man mit einer 5 cm langen, der Spritze aufgesetzten Nadel ein und führt sie in der Richtung der Brustbeinmitte in die Tiefe. Treten Parasthesien im Arm oder in der Hand auf, so hat man den Plexus erreicht. Stößt man auf einen knöchernen Widerstand, so liegt die Nadel auf der ersten Rippe. Man ist in diesem Falle zu tief geraten. In der Regel wird der Plexus in einer Tiefe von 2, höchstens 3 cm erreicht. Man injiziert 25 ccm einer 2% Novocainlösung. Die Lahmung der Empfindungs- und Bewegungsnerven tritt nach wenigen Minuten ein, oft unmittelbar nach der Einspritzung. Die Schmerzempfindung ist fur 2—3 Stunden aufgehoben.

Die Plexusanasthesie hat sich vor allem bei den Hohlhand- und Sehnensackphlegmonen ausgezeichnet bewahrt.

4. Chloräthylrausch.

Kommt die Kurznarkose mit Evipan oder die Plexusanästhesie aus irgendeinem Grunde nicht in Frage, dann ist der Chloräthylrausch angezeigt, sofern es sich nur um einen kurz dauernden Eingriff handelt.

Der Rausch soll nur am liegenden Kranken, bei geöffnetem Kragen und nicht bei vollem Magen vorgenommen werden. Stets achte man darauf, daß ein künstliches Gebiß entfernt wird.

Eine Maske ist nicht notwendig. Man hält dem Kranken eine zusammengelegte Mullkompresse vor Mund und Nase. Wahrend der Kranke zahlt, wird so lange Chlorathyl auf die Gaze getropft, bis der Kranke mit Zahlen aufhort. *Jetzt ist der kritische Punkt erreicht.* Die Chlorathylzufuhr muß sofort unterbrochen, die Gaze entfernt werden. Wird weiter Chlorathyl gegeben, so kommt der Kranke in das Exzitationsstadium mit all seinen unangenehmen Folgen.

Bei einer genauen Beachtung des kritischen Punktes erwacht der Kranke nach 3—6 Minuten aus seinem Rausch, ohne daß irgendwelche unangenehmen Nachwirkungen bestehen. Nach Ablauf einer Viertelstunde kann der Patient sich selber uberlassen werden.

Geht der Eingriff langer als vorgesehen war und reicht der Rausch nicht aus, dann geht man zur Äthervollnarkose uber. Die Zufuhr von Chloräthyl über den kritischen Punkt hinaus ist gefahrlich und sollte daher nach Möglichkeit vermieden werden. Der verlangerte Chlorathylrausch verlangt eine besonders reichliche Erfahrung.

3. Der Eingriff muß in Blutleere vorgenommen werden.

Dieser Grundsatz gilt für alle Panaritien mit Ausnahme der cutanen Form. Besteht der begründete Verdacht auf einen Kragenknopfabsceß, dann ist auch hier die Anwendung der Blutleere angezeigt.

Es ist nicht recht verständlich, aus welchem Grunde vielfach auf diese einfache und den Eingriff so außerordentlich erleichternde Maßnahme verzichtet wird.

Die Eröffnung eines Panaritiums ist keine Absceßspaltung, welche man gewissermaßen im Vorbeigehen erledigt. Nicht immer läßt sich durch die äußere Untersuchung feststellen, in welcher Tiefe sich der Eiterherd befindet. Nur das schichtenweise Vordringen in einem blutleeren Gebiete kann hier die Diagnose sichern und die zweckmäßigen Maßnahmen ergreifen lassen. Die sichere Spaltung einer Sehnenscheide und die Prüfung ihres Inhaltes ist ohne Blutleere praktisch unmöglich.

Man muß sich zwingen, die anatomische Orientierung soweit zu treiben, daß man am Schlusse des Eingriffes genau weiß, in welcher Tiefe der Entzündungsprozeß liegt, welche Gewebe und in welcher Ausdehnung sie befallen sind. Ohne sichere Schmerzfreiheit und ohne Blutleere ist dies allerdings nicht möglich. Am Schluß des Eingriffes weiß der Arzt bestenfalls, daß er in einen Eiterherd geschnitten hat, mehr weiß er aber nicht. Seine weiteren Anordnungen können in einem solchen Falle nur zufallsmäßig richtig sein. Wieviel mehr Freude muß der Arzt bei einem Eingriff empfinden, welchen er in aller Ruhe, ohne Störung von seiten des Kranken, in blutleerem Gebiete, anatomisch vordringend, ausführen kann. Wer es einmal auf diese Weise versucht hat, wird wohl für immer auf die „blinde“ Eröffnung eines tiefen Panaritiums in Kälteanästhesie verzichten. Er wird auch immer genügend Zeit freistellen, um den meist nicht großen, aber wichtigen Eingriff richtig vorzubereiten und in Ruhe ausführen zu können.

Die Eröffnung eines Panaritiums ist keine Absceßspaltung. Handelt es sich z. B. um ein subcutanes Panaritium, so muß der Eiterherd nicht nur eröffnet, sondern gleichzeitig der abgestorbene Gewebsteil sorgfältig und in der ganzen Ausdehnung entfernt werden.

Erfolgt die Eröffnung des Panaritiums bei ungenügender oder fehlender Übersicht, so ist ein Weiterverschleppen der Infektion in bisher unbeteiligte Gewebsschichten möglich.

Bei der Eröffnung eines subcutanen Panaritiums kann infolge ungenügender Sicht die Sehnenscheide eröffnet und infiziert werden. Eine Sehnenscheidenphlegmone ist die Folge.

Für Eingriffe an den Mittel- und Endphalangen ist die Umschnürung der Fingerbasis durch einen dünnen Gummischlauch ausreichend. Beschränkt sich der Entzündungsprozeß auf Grundglied und Hand, so wird die Blutleere im proximalen Drittel des Vorderarmes angelegt, sofern die Muskulatur nicht zu kräftig ausgebildet ist, in allen übrigen Fällen am Oberarm.

Der Arm wird für 2—3 Minuten hochgehalten, um das vorhandene Blut möglichst zu entfernen. Ein Ausstreichen ist unbedingt zu unterlassen, ebenso die elastische Einwicklung des Armes vom Gliedende stammwärts. Beide Maßnahmen fordern die Keimverschleppung.

Die Abschnürung erfolgt mit der Gummibinde, nie aber mit dem Esmarchschlauch. Die Binde soll so angelegt werden, daß der Puls peripher verschwindet. Die Gliedmaße muß nicht ein blaues, sondern ein weißes Aussehen haben. Die Binde soll beim Anlegen kurz gefaßt und vor allem die ersten Gange stark angezogen werden. Hautfalten dürfen sich keine bilden.

Jede Panaritiumform hat ihre eigene, immer gleichbleibende Schnittführung. Der Eingriff kann daher rasch ausgeführt werden, und er verlangt keine länger dauernde Blutleere. Irgendwelcher Schaden ist bei diesem Vorgehen nicht zu befürchten.

II. Sorge für einen ungehinderten Sekretabfluß.

Die frühzeitige und ausreichende Eröffnung des Eiterherdes erfüllt ihren Zweck nur dann, wenn gleichzeitig ein genügender Sekretabfluß erreicht wird. Eine ungenügende Ableitung verhindert auch die genaue Durchführung der unbedingt notwendigen Ruhigstellung des erkrankten Gliedabschnittes.

Sobald die Wundsekrete völlig freien Abfluß haben, erschöpft sich die schädliche Kraft der gewöhnlichen Eitererreger an dem Widerstande des Organismus. Man verlasse sich nie auf die Wirkung von Wundantiseptica.

Regelmäßig wird bei den kleinen Einschnitten an den Fingern die ovaläre Ausschneidung der Hautränder vorgenommen, wie sie von zur Verth schon lange angegeben wurde (Abb. 4). Reicht diese nicht aus, so wird an den Fingern ein Vaselin-Gummistreifen durchgezogen. An der Hand und am Arm verwendet man besser ein längs gespaltenes Gummirohr.

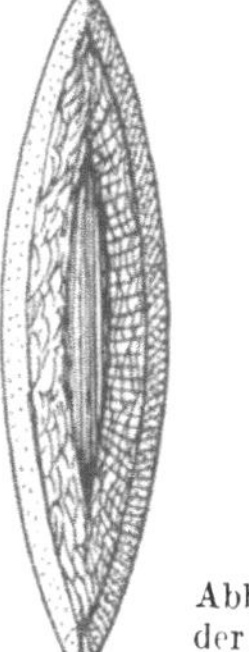
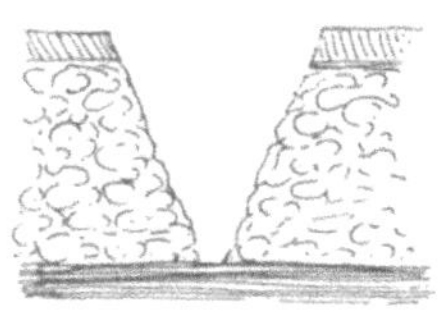

Abb. 4. Ovaläre Ausschneidung der Hautränder nach zur Verth.

Die Vaselin-Gummistreifen stellt man selber her. Aus einem alten Fahrradschlauch wird ein 5 cm breiter Längsstreifen ausgeschnitten, mit Benzin gut gereinigt und dann in Einzelstreifen von 1 cm Breite zerlegt. Die Gummistreifen kommen für 15 Minuten in kochendes Wasser. Gleichzeitig erhitzt man in einer gut verschließbaren Aluminium- (nicht Blech-) Dose 200 g Vaseline. Zwischen Feuer und Aluminiumgeschirr kommt ein Stück Blech oder Asbestdrahtgitter. Nach Ablauf der Viertelstunde werden die Gummistreifen mit einem sterilen Kocherschieber in die Vaselinbüchse gebracht und diese verschlossen. Auf diese einfache Weise kann man sich einen für längere Zeit ausreichenden Bedarf von vaselinierten Gummistreifen herstellen.

Gazestreifen kommen nur bei größeren Wundhöhlen in Frage und hier nur in Form der lockeren Wundtamponade. Kleinere Gazestreifen, wie sie in der Regel an den Fingern Verwendung finden, trocknen rasch aus und verschließen den Wundkanal pfropfartig. Anderseits verklebt das äußere Ende regelmäßig mit dem Verbande, so daß er bei jedem Verbandwechsel mitentfernt wird und erneut eingeführt werden muß.

Ich erinnere mich aus meiner poliklinischen Zeit immer wieder an den Verbandwechsel der Panaritiumkranken. Diese wurden jeweils auf 8 Uhr zum obligatorischen Handbad bestellt. Um 9 Uhr kam die „schwarze Stunde" der Poliklinik: das Einführen der Gazestreifen. Die Schwester hielt mit aller Kraft den Arm des Patienten, gleichzeitig erging sie sich in Psychotherapie, der Arzt versuchte den

Streifen einzuführen und der Kranke stöhnte laut vor Schmerzen. Sämtliche Beteiligten waren vollauf beschäftigt. Nicht selten mußte 2—3mal angesetzt werden, weil der Streifen bei einer raschen Abwehrbewegung wieder aus der Wunde fiel, oder durch die nachfolgende Blutung wieder herausbefördert wurde.

Täglicher Verbandwechsel, Handbäder und Streifenwechsel sind weder zweckmäßig, den Heilungsvorgang fördernd, noch entsprechen sie den Grundsätzen einer möglichst schmerzfreien Wundbehandlung.

III. Die vollkommene, nie unterbrochene Ruhigstellung des erkrankten Gliedabschnittes, solange akut entzündliche Erscheinungen nachweisbar sind.

Der vollkommenen Ruhigstellung des erkrankten Gliedabschnittes kommt grundsätzliche Bedeutung zu. Ist der Entzündungsherd soweit eröffnet, daß ein sicherer Sekretabfluß gewährleistet ist, dann hängt der weitere Verlauf der Infektion in erster Linie davon ab, ob eine vollkommene Ruhigstellung durchgeführt wird oder nicht. So einfach diese Maßnahme ist, so wenig wird sie vielfach beachtet. Sie wird jedesmal umgangen, wenn der Verband zu häufig gewechselt wird und wenn eine mangelhafte oder überhaupt keine Schienung vorgenommen wird, wo nur eine vollkommene Ruhigstellung den Entzündungsprozeß zum Stillstand bringen kann.

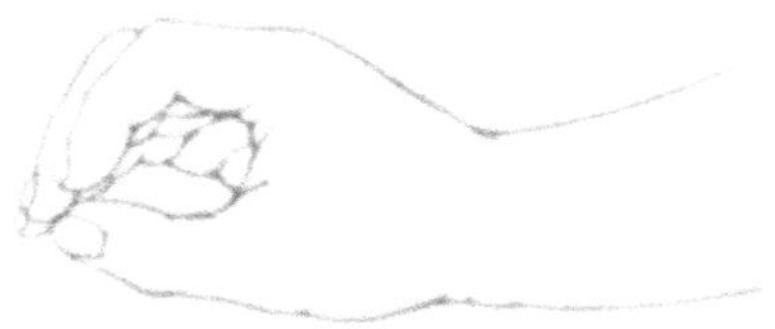

Abb. 5.
Funktionelle Stellung von Finger und Hand.

In welcher Stellung erfolgt die Schienung? In der sog. funktionellen Stellung. Sie ist dann erreicht, wenn sämtliche Fingerspitzen sich berühren, und das Handgelenk in mittlerer Dorsalflexion steht. Es ist darauf zu achten, daß auch die Fingergrundgelenke in einem Beugewinkel von etwa 45° stehen.

Auf diese Weise kommen die Ligg. collateralia, welche von den seitlichen Gruben der Capitula oss. metacarp. zu den Seitenflächen der Grundphalangenbasis ziehen, in einen Spannungszustand, welcher der Schrumpfung entgegenwirkt. Erfolgt die Ruhigstellung dagegen in Streckstellung, so sind die Seitenbänder erschlafft. Sie werden in der Folge schrumpfen und ein nur schwer zu überwindendes Beugehindernis darstellen.

Vorgehen im Einzelfalle.

1. Die Entzündung beschränkt sich auf Fingerend- und Mittelglied.

Die Ruhigstellung erfolgt durch eine volare Fingerschiene. Von den zahlreichen im Gebrauch stehenden Fingerschienen eignet sich diejenige von Böhler am besten (Abb. 6). Sie hat auch den großen Vorteil, daß sie vom Arzte selbst angefertigt werden kann. Schmale Kramer- oder Aluminiumschienen sind weniger leicht formbar. Ungeeignet fur die Panaritiumbehandlung ist die Gochtsche Schiene, fehlerhaft die Anwendung von Spateln.

Die Böhlersche Schiene wird aus einem 3 mm dicken, geglühten Eisendraht hergestellt. Für die Anforderungen der täglichen Praxis ist es zweckmäßig, stets eine Anzahl von Drahtstucken in einer Lange von etwa 80 cm bereitzuhalten. Fur die Fingerschiene genugen 25 cm. Das Drahtstuck wird in der Mitte U-förmig gebogen. Die Lange des Schienenlaufes entspricht der Fingerlange. Die beiden Enden werden winklig umgebogen und die ganze Schiene mit mehreren Lagen einer engmaschigen Mullgaze umwickelt. Die Gange werden durch Heftpflasterlangsstreifen festgehalten. Die Formung der Schiene erfolgt am entsprechenden Finger der gesunden Hand.

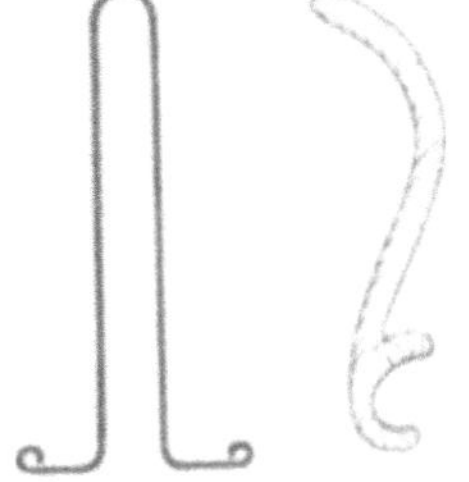

Abb. 6 Fingerdrahtschiene nach Bohler.

2. Die Entzündung hat ihren Sitz im Fingergrundglied.

Die Schiene wird dorsal angelegt und mit einem Handrückenanteil versehen. Die volare Fingerschiene ergibt keine ausreichende Ruhigstellung für Entzündungen des Fingergrundgliedes. Anderseits erlaubt die dorsale Schienung eine bessere Beobachtung der wichtigen Metakarpalgegend (s. Abb. 92 und 93).

Dorsale Fingerschiene

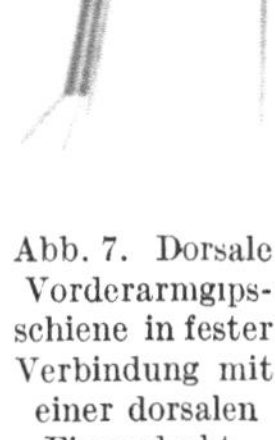

Abb. 7. Dorsale Vorderarmgipsschiene in fester Verbindung mit einer dorsalen Fingerdrahtschiene.

3. Sehnenscheidenentzündung des 2. bis 4. Fingers.

Eine ausreichende Ruhigstellung wird nur durch die feste Verbindung einer dorsalen Fingerschiene mit einer dorsalen Gipsschiene gewährleistet, welche von den Fingergrundgelenken bis zum Ellbogen reicht (Abb. 7).

Herstellung der Schiene: Ein 80 cm messender Eisendraht wird in der Mitte U-förmig umgebogen und auf der Hohe des Fingergrundgelenkes ein treppenformiger, etwa 4—5 mm betragender Absatz angebracht. Der Fingeranteil der Schiene wird einer mittleren Beugestellung des Fingers entsprechend gebogen, der nachfolgende Teil dem Verlauf der dorsalflektierten Hand angepaßt. Die Drahtenden werden auf der Hohe der Vorderarmmitte winklig umgebogen und der Rundung des Vorderarmes entsprechend geformt. Zum Schluß erfolgt die Umwicklung des Fingeranteils mit Mullgaze und ihre Befestigung mit Heftpflasterstreifen.

Fur die Herstellung der dorsalen Gipsschiene werden 3 Gipsbinden von 12 cm Breite benotigt. Die käuflichen Gipsbinden eignen sich fur diese Verbande weniger. Abgesehen von dem hohen Preis ist die Festigkeit dieser Schienen nicht immer ausreichend. Am besten stellt sich der Arzt die Gipsbinden aus feinstem Alabastergips selber her.

In der abgemessenen Lange, von den Fingergrundgelenken bis zum Ellbogengelenk, wird zunachst aus 2 Gipsbinden eine erste Gipsschiene angefertigt und diese auf Vorderarm und Hand gelegt. Auf die Gipsschiene kommt die Drahtschiene. Aus der ubrigbleibenden dritten Gipsbinde wird in der Zwischenzeit von einer Hilfskraft eine zweite Gipsschiene von gleicher Länge angefertigt, und diese auf die erste Schiene gelegt. Damit die beiden Schienen fest aneinanderhaften, müssen sie möglichst rasch zusammengelegt werden. Die Gegend des Proc. styl. ulnae muß gut herausgearbeitet werden. Die beiden Schienenenden werden gegen die Haut durch eine dünne Filzlage abgepolstert, die Schwimmhautfalte zwischen Daumen und Zeigefinger, ebenso die Rückseite des Daumenmittelhandknochens mit einigen Lagen Mullgaze bedeckt. Die Befestigung der Schiene erfolgt durch eine Gazebinde, welche durch eine Stärkebinde ergänzt wird.

4. Die Ausdehnung des Entzündungsprozesses verlangt eine gleichzeitige Ruhigstellung aller Finger.

Am besten eignet sich für diese Zwecke eine Gipsschiene, welche von den Fingerspitzen bis zum Ellbogen reicht. Finger und Hand stehen in der funktionellen Stellung. Sobald die akut entzündlichen Erscheinungen zurückgegangen sind, wird der Fingeranteil der Gipsschiene entfernt und durch abnehmbare volare Fingerschienen ersetzt.

Die Schiene muß in ihrem distalen Teil mindestens 15 cm breit sein. Sie legt sich schaufelförmig über die in mittlerer Beugestellung sich befindlichen Finger.

5. Die Ruhigstellung muß gleichzeitig mit einer Fingerextension verbunden werden.

Man wählt die Verbindung dorsale Gipsschiene bis zu den Fingergrundgelenken + dorsale, nicht abnehmbare Fingerdrahtschiene. Letztere überragt das Fingerende um etwa 5 cm, so daß bequem eine Extension angebracht werden kann. Auch bei dieser Anordnung befinden sich Hand und Finger in funktioneller Stellung.

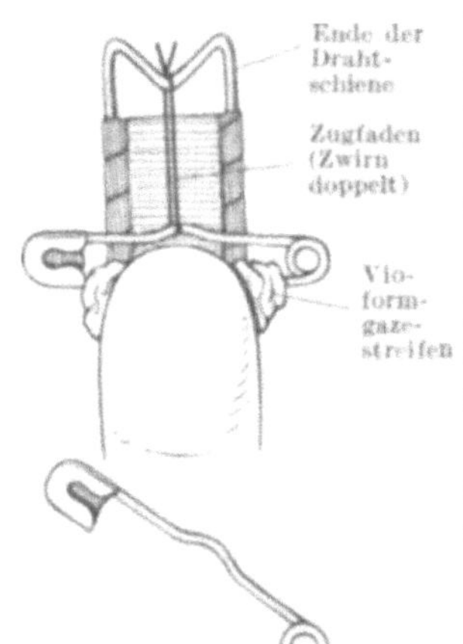

Abb. 8. Fingerextension.

Bei tiefer Hohlhand- und Sehnensackphlegmone muß die ganze Extremität gleichzeitig durch eine **Abduktionsschiene** ruhiggestellt werden.

Entweder kommt eine fertige Schiene aus Holz oder Aluminium in Anwendung oder man stellt sich aus Kramerschienen selbst eine her.

Notwendiges Schienenmaterial:

1 Schiene von 1 m Länge
4 Schienen, 60 cm lang } 8 cm breit.

Der Aufbau der Schiene geht aus Abb. 9 hervor. Die gut gepolsterte Schiene wird mit 3 Gurten am Körper befestigt. Die eine Gurte geht über die Brust, die zweite um den Bauch und die dritte über die gesunde Schulter. Das senkrechte Aufhängen des Vorderarmes ist heute verlassen. Verschiebt sich der Verband, so kann eine Schnürwirkung eintreten. Die Schmerzen verhindern eine ausreichende Ruhigstellung. Auch die Möglichkeit einer Eitersenkung ellbogenwärts muß in Berücksichtigung gezogen werden.

Die Schienung erfolgt für die einzelnen Panaritiumformen stets nach den gleichen Grundsätzen. Man halte sich an die einmal festgelegte

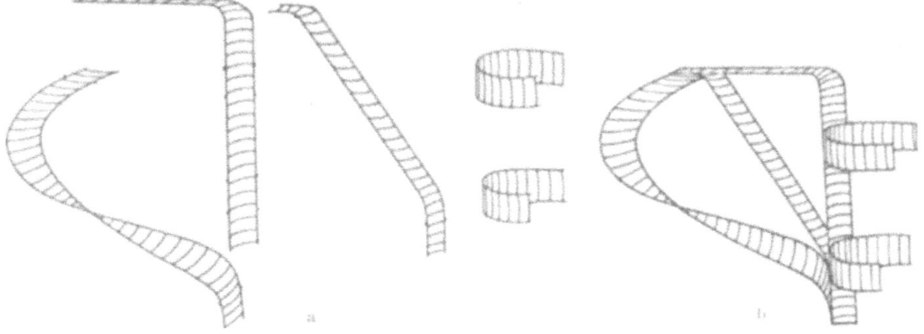

Abb 9 a und b Abduktionsschiene.

Schienenform und wechsle sie nicht jedesmal. Man lasse sich auch immer genügend Zeit für die richtige Anfertigung der Schiene.

Entzundungsform	Art der Schienung	Dauer der Ruhigstellung
P. cutaneum	keine	einige Tage
P. subcut. End- und Mittelglied, Beugeseite	volare Fingerschiene	1—2 Wochen
Grundglied	dorsale Finger-Handrücken-schiene	2 Wochen
Streckseite	volare Fingerschiene	1 Woche
P. ossale Endphalange	volare Fingerschiene	3 Wochen
Mittel-Grundglied	dorsale Gipsschiene + starre Fingerschiene + Extension	4 Wochen
P. articulare a) Punktat seros	volare Fingerschiene	2—3 Wochen
b) Punktat eitrig	dorsale Fingerschiene + Handruckenanteil + Gipsverband	4 Wochen
P. articulare + ossale des Daumens	dorsale Fingerschiene + Gipsschiene + Extension	4 Wochen
P. tendineum	dorsale Fingerschiene + dorsale Gipsschiene	3 Wochen
Mittelhohlhand-phlegmone a) oberflächliche	dorsale Gipsschiene, von den Fingerspitzen bis Ellbogen	1—2 Wochen, dann Fingeranteil weg, volare Fingerschienen

Entzündungsform	Art der Schienung	Dauer der Ruhigstellung
Mittelhohlhand-phlegmone b) tiefe	dorsale Schiene, von den Fingerspitzen bis zum Ellbogen + Abduktionsschiene	3—4 Wochen, dann Fingeranteil weg. Volare Fingerschienen. Abnahme der Gipsschiene nach 6—8 Wochen
Thenarphlegmone	volare Drahtschiene, den Daumenballen umgreifend	2 Wochen
Hypothenarphlegmone	Schiene i. a. nicht notwendig	1—2 Wochen
Handrückenphlegmone	volare Gipsschiene, von den Fingerspitzen bis zum Ellbogen	1 Woche, dann Fingeranteil weg
Interdigitalphlegmone	Schiene i. a. nicht notwendig	8—10 Tage
Sehnensackphlegmone	dorsale Gipsschiene, von den Fingerspitzen bis zum Ellbogen reichend, + Abduktionsschiene	3—4 Wochen, dann Fingeranteil weg. Volare Fingerschienen. Abnahme der Gipsschiene nach 6—8 Wochen

IV. Die Nachbehandlung der Wunde.

Mit der ausgiebigen Eröffnung des Entzündungsherdes, der gesicherten Sekretableitung und der vollständigen Ruhigstellung durch eine zweckmäßige Schienung sind die wichtigsten Maßnahmen in der Behandlung des Panaritiums abgeschlossen.

Die weitere Wundversorgung muß so erfolgen, daß sie dem Grundsatz der ununterbrochenen Ruhigstellung nicht zuwiderläuft. In der Regel genügt es, den ersten Verband nach 6—8 Tagen zu wechseln. Fließt die Wunde sehr stark, so können die oberflächlichen Verbandlagen ersetzt werden oder der alte Verband wird einfach überwickelt. Zwischen die einzelnen Verbandlagen gibt man Borsäurepulver.

In der Regel ist auch bei einer vollständigen Freilegung des Entzündungsherdes nicht mit einer sofortigen Entfieberung zu rechnen. Diese erfolgt meist lytisch im Verlaufe einiger Tage. Das Weiterbestehen febriler Temperaturen ist also keine unbedingte Anzeige für einen sofortigen Verbandwechsel, denn gerade durch diese Maßnahme durchbrechen wir das Gesetz der ununterbrochenen Ruhigstellung in gröbster Weise. Jeder Verbandwechsel bedingt einen neuen Fieberschub und dieser wiederum eine erneute Wundrevision. Irgendeine Tasche wird man in solchen Fällen immer finden und Platz für einen Gegenschnitt ebenfalls. Daß wir aber durch unser Vorgehen gerade die Voraussetzung schaffen für die Notwendigkeit weiterer Gegenschnitte, daran denken wir nur selten. Eine Phlegmone, welche zu Beginn ausreichend eröffnet wurde, braucht in der Regel nicht mehr weiter gespalten zu werden, unter der Voraussetzung, daß der Grundsatz der vollkommenen Ruhigstellung nicht unterbrochen wird.

Wird der frühzeitige und häufige Verbandwechsel bei Panaritium und Handphlegmonen aus den angegebenen Gründen abgelehnt, so bedeutet dies weiterhin, daß wir während der Dauer des akuten Stadiums auf jede chemische oder thermische Wundbehandlung verzichten. Wundmedikamente treten erst im Granulationsstadium in ihr Recht. Aus den gleichen Gründen findet auch die Biersche Stauung keine Anwendung, wenigstens nicht in der sonst üblichen Weise. Bei beginnenden schweren lymphangitischen Prozessen, wie sie bei Ärzten, dem Pflegepersonal und bei Metzgern zur Beobachtung kommen, wird zu Beginn der Behandlung um den Oberarm ein 5 cm breiter Kollodiumstreifen angelegt. Während des Eintrocknens zieht sich der Kollodiumring zusammen und bedingt auf diese Weise eine Drosselung der Lymphbahnen. Ab- und zuführender Blutkreislauf bleiben unbeeinflußt. Der Kollodiumring bleibt so lange bestehen, als akute Entzündungserscheinungen nachweisbar sind.

V. Allgemeine Maßnahmen.

Ermöglicht die Panaritiumform eine ambulante Behandlung, so sind keine besonderen allgemeinen Maßnahmen notwendig. Immerhin muß man darauf achten, daß sich der Kranke schont und die Unfallzeit nicht zu ausgedehnten „Ferienwanderungen" benützt.

Ist der Entzündungsprozeß so, daß Bettruhe verordnet werden muß, dann sind auch Allgemeinmaßnahmen angezeigt. Sie beziehen sich auf:

1. Reichliche Flüssigkeitszufuhr.

Im allgemeinen wird man Fruchtsäften den Vorzug geben. Einem regelmäßigen Biertrinker wird man seinen Tagesbedarf nicht herab-, sondern eher heraufsetzen. Desgleichen wird man einen Weintrinker nicht auf trockene Kost setzen, ihn aber auch nicht unnötig mit Tee oder Mineralwasser plagen. Er soll sein Tagesquantum regelmäßig weiternehmen. Man wird bei diesem Vorgehen kaum je ein Delirium tremens zu Gesicht bekommen. Beginnende Anzeichen werden sofort durch eine dreifach gesteigerte Alkoholzufuhr bekämpft.

Zweimal am Tage erhalt der Kranke je eine Tasse heißen Lindenblütentee mit 1 g Aspirin. Die Anregung der Diaphorese wird vielfach mit Unrecht als unwichtig und nebensächlich abgelehnt.

2. Regelung des Stuhlganges.

Durch den örtlichen Befund nicht erklärbare Temperatursteigerungen finden ihre Ursache meistens in einer seit mehreren Tagen anhaltenden Stuhlverstopfung.

3. Verordnung leichter Kost.

4. Genügender Schlaf.

Er stellt sich bei richtiger Schmerzbekämpfung meist sofort ein. Auch in der ambulanten Behandlung dürfen wir die Schmerzbekämpfung nicht vergessen. Für die erste Nacht erhält der Kranke regelmäßig einige Schmerztabletten mit. Leider vergißt der Arzt in der Hetze der Alltagspraxis nicht selten, auch für die postoperative Schmerzstillung zu sorgen.

Stellt sich eine hartnäckige Schlaflosigkeit ein und finden sich keine Anhaltspunkte dafür, daß sie die Folge des Wundverlaufes ist, so wird man zunächst erforschen, ob die üblichen Lebensgewohnheiten des Kranken eine genügende Berücksichtigung finden. Es zeigt sich dann nicht selten, daß der gewohnte Genuß von Tabak oder Wein fehlt. Man sei in dieser Hinsicht nicht zu streng. Ein Glas Wein kann dem Kranken nur nützen, eine Zigarre aber bestimmt nicht schaden. Stellt sich das Gleichgewicht des Kranken wieder her, so ist für den weiteren Wundverlauf außerordentlich viel gewonnen. Schließlich ist auch zu bedenken, daß der Arzt nicht Richter über die Lebensgewohnheiten seines Kranken sein soll, sofern diese Gewohnheiten das übliche Maß nicht überschreiten.

Findet der Kranke trotz Berücksichtigung all dieser persönlichen Momente keinen Schlaf und kommt man mit der Verordnung der üblichen Schlafmittel nicht zum Ziele, dann kann oft die Verabreichung einer Morphium-Scopolaminspritze die Schlafsperre sofort und für dauernd brechen.

5. Verordnung von Tonica.

Handelt es sich um einen schweren Entzündungsprozeß, so werden auch die allgemeinen Kräfte in Anspruch genommen. Durch häufige kleine Alkoholgaben, mehrmals am Tage ein Glas starken Rotwein oder ein Gläschen Branntwein, besonders in Form des Kirschwassers, sucht man den Kräftezustand des Kranken hochzuhalten. Die Wirkung ist in jedem Falle unverkennbar, ganz gleichgültig, ob wir nun eine tatsächliche Besserung annehmen oder nur die euphorische Wirkung der Alkoholgabe anerkennen wollen.

VI. Nachbehandlung.

Ziel unserer Behandlung muß es sein, dem Kranken mit vollendeter Heilung der Wunde gleichzeitig auch ein funktionstüchtiges Glied zurückzugeben. Bleibt nach Abschluß der Behandlung ein Bewegungsausfall zurück, so soll sich der Arzt in jedem Falle überlegen, ob es sich um eine Unfall- oder Behandlungsfolge handelt. Eine strenge Selbstkritik ist am Platze.

Die Nachbehandlung setzt bereits mit der Übernahme der Behandlung ein.

Im akuten Stadium der Entzündung beherrscht die Sorge um die Bekämpfung des Eiterprozesses unser Handeln. Maßnahmen, welche das spätere funktionelle Resultat berücksichtigen, treten gegenüber dieser Sorge etwas zurück. In jedem Falle soll man aber bestrebt sein, bei einer notwendigen Ruhigstellung von Finger und Hand, diese in der funktionellen Stellung vorzunehmen. Die fortgesetzte Beobachtung dieser Regel erfordert Geduld und Ausdauer von seiten des Kranken und des Arztes, aber es ist eine Maßnahme, deren genaue Durchführung sich der Arzt zur Pflicht machen muß.

Die örtliche Ruhigstellung erstreckt sich auf das erkrankte Glied und die benachbarten Teile. Solange akute Entzündungserscheinungen vorhanden sind, darf das Gesetz der vollkommenen Ruhigstellung nicht durchbrochen werden. Geht die Entzündung deutlich zurück, dann muß mit den aktiven Bewegungsübungen der Nachbarteile begonnen werden. Sie werden in vollem Umfange aufgenommen bei den gesunden Fingern, im Vorderarm, Ellbogen und in der Schulter. *Jede Gelenkbewegung muß bis zu ihrem Endpunkt ausgeführt werden:* also volle Beugung und volle Streckung, volle Außen- und Innendrehung. Man beginnt mit den Bewegungsubungen zunächst während des Verbandwechsels, läßt sie langsam ausführen und überzeugt den Kranken gleichzeitig von der Notwendigkeit und Zweckmäßigkeit dieses Vorgehens. In dem Maße wie die Wundheilung Fortschritte macht, steigert sich das Ausmaß der aktiven Bewegungsubungen.

Dauer und Haufigkeit der Bewegungsübungen richten sich nach den Angaben des Kranken: Treten im Anschluß an die Übungen Schmerzen und Schwellung auf, so muß das Maß der Übung herabgesetzt werden.

Die Übungen müssen planmäßig durchgeführt werden. Hält man sich nicht an ein bestimmtes Schema, welches Art, Dauer und Häufigkeit der Übungen genau festlegt, so verlieren diese häufig jeden Sinn, und vor allem können sie den Kranken nicht von ihrem Werte überzeugen.

Die volle Gebrauchsfähigkeit eines Gliedes verlangt eine Wiederherstellung der Beweglichkeit und einen Wiedererwerb der Kraft.

Die Wiederherstellung der Beweglichkeit erfolgt durch Bewegungsübungen, der Wiedererwerb der Kraft durch Widerstandsübungen.

1. Bewegungsübungen.

Ihre Durchführung erfolgt in Anlehnung an das Böhlersche Schema:

1. Finger beider Hände in vollem Umfange öffnen und spreizen.
2. Finger beider Hände in vollem Umfange zur Faust schließen.
3. Beide Handgelenke in vollem Umfange strecken.
4. Beide Handgelenke in vollem Umfange beugen.
5. Beide Handgelenke in vollem Umfange kreisen.
6. Beide Vorderarme in vollem Umfange auswärtsdrehen.
7. Beide Vorderarme in vollem Umfange einwärtsdrehen.
8. Beide Ellbogen in vollem Umfange beugen.
9. Beide Ellbogen in vollem Umfange strecken.
10. Beide Arme bei gestrecktem Ellbogen senkrecht heben.
11. Beide Hände hinter den Kopf legen. Die Ellbogen sollen möglichst weit rückwärts gehalten werden.
12. Beide Arme auf den Rücken legen und mit den Fingern möglichst weit nach oben greifen.
13. Mit beiden Händen vorne auf die gegenüberliegende Schulter greifen.

2. Widerstandsübungen.

1. Knetübungen.

Der Kranke knetet ein faustgroßes Stück Fensterkitt zweimal am Tage während 3 Minuten vollständig durch.

2. Übungen am **doppelten** Rollenzug.

In dem Maße wie sich die Wundverhältnisse bessern, werden die Bewegungsübungen auch auf den kranken Gliedabschnitt ausgedehnt. Die aktiven Bewegungsübungen können mit Vorteil durch leichtere Arbeitsverrichtungen ergänzt werden, wobei sich der Kranke seines Handwerkszeuges bedient. Er muß sein Gewerbe gewissermaßen als „Spiel im Kleinen" wieder aufnehmen.

Passive Bewegungsübungen und Massage werden in ihrer Wirkung allgemein überschätzt. Sind alle Vorkehrungen richtig getroffen worden, dann darf man mit ruhigem Gewissen auf beide verzichten. Der Kranke wird dem Arzt dafür Dank wissen und ihn durch eine zielbewußte Vornahme aktiver Bewegungsübungen belohnen.

Handbäder sind in der Wundbehandlung der Panaritien im allgemeinen entbehrlich. Die Quellung der Gewebe gefährdet die sichere Sekretableitung. In der Nachbehandlung sind sie zur Unterstützung der funktionellen Behandlung angezeigt.

Die Dauer beschränkt sich auf eine Viertelstunde. Das Wasser muß stets heiß sein und Hand und Vorderarm bedecken. Ein Handbad täglich genügt.

Die Wärmebehandlung wird ergänzt durch Heißluftbäder und Föhnluft. Im Stadium der Wundvernarbung leisten heiße Sandbäder gute Dienste.

Leichte Streck- und Beugehemmungen der Finger werden vom Kranken durch passive Bewegungsübungen behandelt.

Streckbehinderung. Die Fingerenden werden auf den Tischrand aufgesetzt und durch häufig wiederholten, rhythmischen Druck der gesunden Hand durchgestreckt.

Beugebehinderung Die Fingergrundgelenke liegen an der senkrechten Tischkante, die Finger stehen in einem Winkel von mindestens 45° zur Tischplatte. Rhythmisches Durchbiegen der Finger mit der gesunden Hand.

Die Übungen sind 3mal am Tage während je 3 Minuten auszuführen.

Stärkere Grade von Streck- und Beugeausfall verlangen ein aktiveres Vorgehen.

a) Streckbehinderung.

1. Der Streckausfall bezieht sich auf Mittel- und Endglied. Ist er nicht zu hochgradig, so kommt man im allgemeinen mit der Handschuhmethode zum Ziele (Abb. 10).

Der Handschuh ist aus solidem Leder angefertigt, fünffingrig und reicht am Vorderarm bis an die Grenze des mittleren zum distalen Drittel. Der Vorderarmanteil ist verstärkt und trägt eine schmale Polsterlage aus Filz. Doppelter Schnallenverschluß. Das Fingerende läuft in einen Riemen aus, welcher durch Schnallenverschluß am Vorderarm befestigt wird. Zur Verhütung einer Überstreckung im Fingergrundgelenk wird eine vom Fingermittelgelenk bis in die Nähe des Handgelenkes reichende 1 cm breite, nicht biegsame Metallschiene eingebaut, welche an beiden Enden abgepolstert ist.

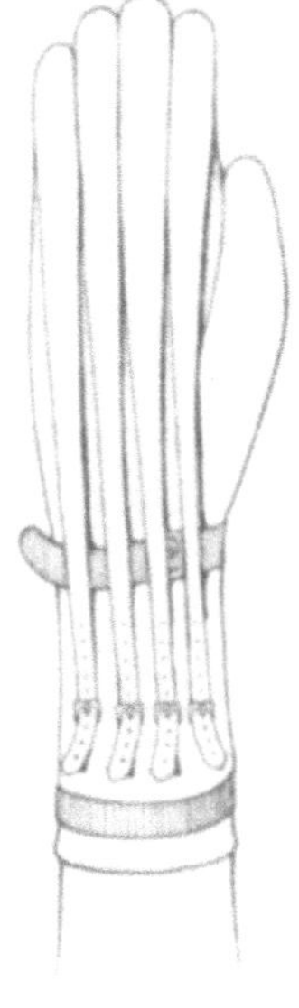

Abb. 10. Lederhandschuh zur Behebung von Beuge- und Streckausfall der Finger.

Die Befestigung des Fingerriemens im Schnallenverschluß erfolgt bei stark dorsalgebeugter Hand. Jedesmal, wenn die Hand volar gebeugt wird, spannt sich der Riemen stärker an und erhöht die Streckwirkung.

2. Der Streckausfall beschränkt sich auf das Grundgelenk. Gleiches Vorgehen mit dem Unterschiede, daß die dorsalen Metallschienen wegfallen.

3. Alle drei Fingerglieder sind am Streckausfall beteiligt. Die Bewegungsübungen werden zunächst mit einem Handschuh ausgeführt, welcher die Hand-Fingerrückenschienen enthält. Ist der Streckausfall im Mittel- und Endgelenk deutlich zurückgegangen, so werden die Schienen entfernt, um die Grundgelenke vollkommen freizugeben.

Der Handschuh soll nach Möglichkeit ununterbrochen getragen werden.

b) Beugebehinderung.

a) Der Streckausfall beschränkt sich auf das Endglied, oder End- und Mittelglied.

Gut bewährt hat sich in solchen Fällen das Vorgehen nach St. Bunnell: Die allmähliche Beugung durch Verwendung elastischer Bänder (Abb. 11).

b) Der Beugeausfall bezieht sich auf Mittel- oder Grundglied oder beide.

Lederhandschuh mit der gleichen Ausführung wie bei der Streckbehinderung angegeben wurde, mit dem Unterschiede, daß die Fingerriemen an der Beugeseite des Vorderarmes befestigt werden. Metallschienen sind nicht notwendig.

Durch eine fortgesetzte und zielbewußte Übungsbehandlung lassen sich Streck- und Beugeausfall leichteren und mittelschweren Grades weitgehend beheben. Diese Erfahrung gilt allerdings nur für diejenigen Finger, welche nicht direkt am Entzündungsprozeß beteiligt waren. Ist die Fehlstellung eine unmittelbare Folge der Entzündung, dann wird das Endresultat wohl in jedem Falle unbefriedigend bleiben. Um so wichtiger ist es daher, wenigstens die volle Beweglichkeit der übrigen Finger zu erhalten oder wiederherzustellen. Die beste Behandlung ist auch hier die Vorbeugung, d. h. die rechtzeitige Aufnahme der aktiven Bewegungsübungen.

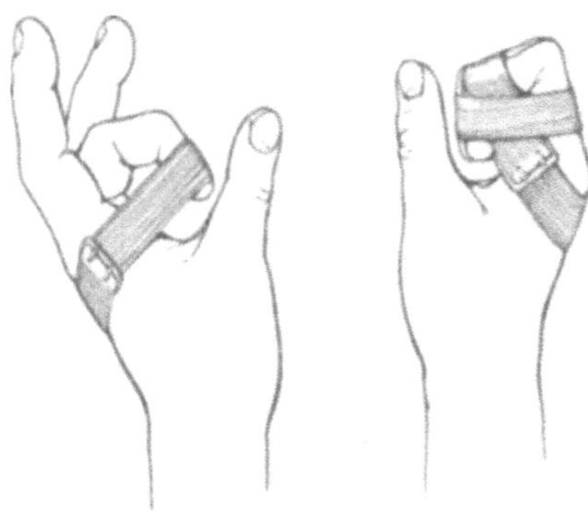

Abb. 11. Gummibandmethode nach St. Bunell.

Ist der Erfolg der Nachbehandlung unbefriedigend, oder sind die Kontrakturstellungen von Beginn an sehr ausgeprägt, dann wird man mit diesen einfachen Methoden nicht zum Ziele kommen. In diesen Fällen ist die Quengel-Methode angezeigt, wobei wir unsere Erwartungen von vornherein nicht zu hoch stellen werden.

Nach Schede muß unser Bestreben in erster Linie dahin gehen, die Beweglichkeit der Grundglieder zu erhalten oder wiederherzustellen. Eine gute Beweglichkeit der Mittel- und Endglieder kann nur ungenügend ausgenützt werden, wenn das Grundglied nicht in entsprechendem Maße nachgeführt wird. Umgekehrt fällt eine Versteifung im Mittel- und Endglied weniger ins Gewicht bei guter Beweglichkeit des Fingergrundgliedes. Stehen Mittel- und Endglied in Beugestellung, so genügt es, das Grundglied ebenfalls in Beugestellung zu bringen, um durch die dadurch bedingte Verlängerung der Sehne ein Nachlassen der Beugekontraktur zu bewirken, eine Beobachtung, auf welche bereits Ollier hinwies.

Die Bewegungseinschränkung im Grundglied ist häufig die Folge einer Schrumpfung der Ligg. collateralia, welche in der Streckstellung locker, in der Beugestellung dagegen angespannt sind. Ihre Durchtrennung kann die Beugefähigkeit im Grundgelenk oft wesentlich bessern.

Die Ligg. collateralia werden von einem dorsalen, zwischen den Metacarpusköpfchen liegenden Schnitt aus freigelegt und durchtrennt. Der Finger muß für 8 Tage in starkster Beugestellung fixiert werden.

Steht der Finger in dauernder Streckstellung, so ist im allgemeinen eine Absetzung angezeigt. Wird diese abgelehnt, so kann der Versuch gemacht werden, den Finger in einer mittleren Beugestellung festzustellen. Die Arbeitsbehinderung wird auf diese Weise herabgesetzt und gleichzeitig die Gebrauchsfähigkeit erhöht. In jedem Falle ist die Berufsart zu berücksichtigen.

Durch je einen Seitenschnitt werden die Vorderflachen des Mittel- und Grundgliedes freigelegt. Findet sich über dem Mittelglied ein distales Stumpfende, so wird dieses nach proximal gezogen, bis das Endglied in mittlere Beugestellung kommt und nach Anlegen eines Bohrkanals im Phalangenknochen mit einem Zwirnfaden befestigt. Von einem zweiten Bohrkanal im proximalen Drittel der Grundphalange fuhrt man einen starken Zwirnfaden durch das Bohrloch der Mittelphalange und stellt das Mittelglied in Beugestellung ein. Der Finger muß wahrend 4 Wochen durch eine entsprechende Finger-Handrückenschiene ruhiggestellt werden.

Gegenüber den Sehnenverpflanzungen nach Lexer-Rehn hat dieser Eingriff den Vorteil der Einfachheit, und das erreichte Resultat entspricht im allgemeinen den Erwartungen, was bei den ausgedehnteren Operationen mit Sehnenverpflanzung wohl nicht immer der Fall ist.

Ist es im Verlaufe einer Sehnenscheidenentzündung des 2. bis 4. Fingers zu einer Ausstoßung der Sehnen gekommen, so ist es im allgemeinen zweckmäßig, den Finger zu entfernen. Bleibt eine gute passive Beugefähigkeit zurück, so kann unter Umständen auf die Fingerabnahme verzichtet werden. Mit der Zeit lernt der Kranke den Finger mit dem ulnar gelegenen gesunden Finger mitzunehmen, während die Streckung aktiv vor sich geht. Bei einiger Geschicklichkeit kann der Beugeausfall weitgehend verdeckt bleiben.

Als Abschluß des allgemeinen Teils soll zusammenfassend nochmals auf jene Punkte hingewiesen werden, welche in der Panaritiumbehandlung besonders berücksichtigt werden müssen.

1. Man darf ein Panaritium nie reifen lassen.
2. Ausreichende Vorbereitung der Operation, ausreichende Freistellung von Zeit. Die Eröffnung eines Panaritiums ist keine Absceßspaltung.
3. Sichere Schmerzfreiheit des Operationsfeldes.
4. Operation nur in Blutleere.
5. Ausreichende Eröffnung des Entzündungsherdes.
6. Sorge fur einen ungehinderten Sekretabfluß.
7. Vollkommene, nicht unterbrochene Ruhigstellung, solange akute Entzundungserscheinungen bestehen.
8. Aufnahme der aktiven Bewegungsubungen der Nachbarteile, sobald die akuten Erscheinungen im Ruckgang sind.
9. Zielbewußte Nachbehandlung.

C. Einteilung der Panaritien.

Sie erfolgt nach Gewebstiefe und Gliedabschnitt. Jeder dieser Panaritiumformen kommt eine besondere Verlaufsart zu. Ihre genaue Kenntnis allein sichert eine erfolgreiche Behandlung.

I. Epidermis.
- 1. Cutanes Panaritium.
- 2. Nagelpanaritium.
  - A. Paronychie.
  - B. Periunguales Panaritium.
  - C. Subunguales Panaritium.

II. Subcutis.
- 1. Endphalange.
- 2. Mittelphalange.
- 3. Grundphalange.
- 4. Hand- und Fingerrücken.

III. Sehnenscheiden.
- 1. Sehnenscheiden 2—4.
- 2. Sehnensackphlegmone.

IV. Knochen.
- A. Endphalange.
- B. Mittel- und Grundphalange.

V. Gelenke.
- A. Primäres P. articulare.
- B. Sekundäres P. articulare.

VI. Hohlhandräume.
- 1. Mittelhohlhandraum.
  - A. Oberflächliche, subaponeurotische Phlegmone.
  - B. Tiefe, subtendinöse Phlegmone.
- 2. Thenar.
- 3. Hypothenar.
- 4. Interdigitalraum.

I. Epidermis.

1. Cutanes Panaritium.

An der Greiffläche oder der Streckseite eines Fingers findet sich eine von einem roten Hof umgebene cutane Eiterblase. Die Blasendecke wird mit Schere und Pinzette abgetragen, wobei genau darauf zu achten ist, daß die unterhöhlten Ränder vollständig entfernt werden. Verband mit 1% Rivanolsalbe oder Ungt. praecip. alb. 10%. Der Eingriff erfordert keine Betäubung.

Nach der Entfernung der Blasendecke wird in der Mitte der cutanen Wunde nicht selten eine kleine Öffnung entdeckt. Auf seitlichen Druck entleert sich aus der Tiefe etwas Eiter. Das cutane Panaritium steht mit einem subcutanen Eiterherd in Verbindung (Kragenknopfpanaritium).

Wie soll man in diesem Falle vorgehen? Ist der Gliedabschnitt nicht aufgetrieben, besteht weder spontaner noch Druckschmerz, so darf abgewartet werden. Der Finger wird locker mit Mullgaze umwickelt, darüber eine Schicht Watte gelegt und der Verband durch eine lockere Mullgazeschicht abgeschlossen. Die Ruhigstellung erfolgt durch eine volare Fingerschiene. Ein Dreiecktuch ist für einige Tage angezeigt. Der Verband wird fortgesetzt mit 90% Alkohol durchtränkt.

Läßt sich nach 2 Tagen auf Druck immer noch Eiter aus dem Fistelkanal ausdrücken, so muß das subcutane Panaritium eröffnet werden.

Vorgehen: Basisanästhesie + Blutleere (an der Fingerbasis angelegt).

Die Eröffnung des subcutanen Herdes erfolgt nicht etwa von einem Mittelschnitt aus, durch die Fistelöffnung gehend, sondern von einem

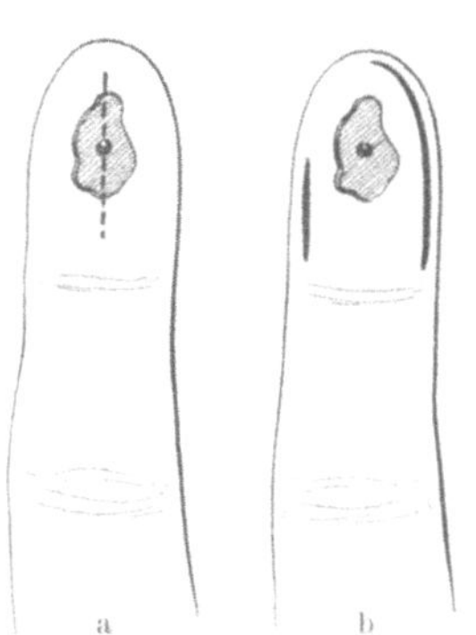

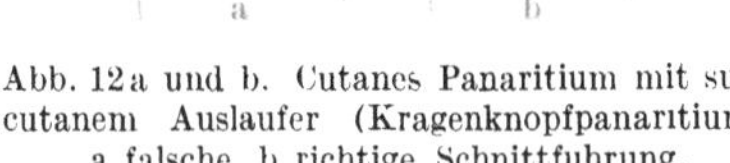
Abb. 12a und b. Cutanes Panaritium mit subcutanem Auslaufer (Kragenknopfpanaritium). a falsche, b richtige Schnittfuhrung.

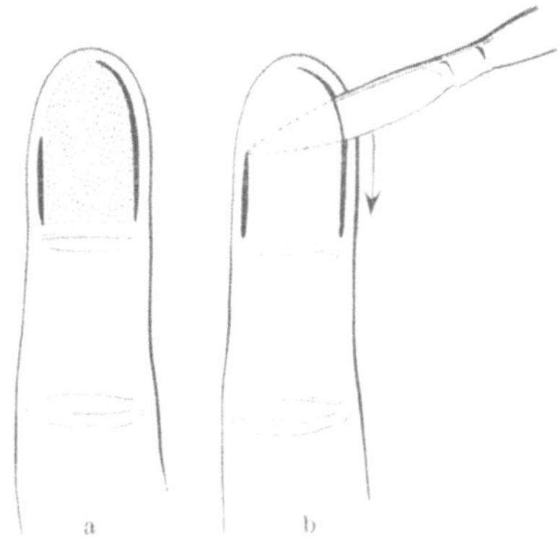

Abb. 13 a und b Spaltung des gesamten Unterhautzellgewebes in frontaler Richtung.

Kantenschnitt aus. Das Unterhautgewebe wird in seiner ganzen Breite durch einen Frontalschnitt bis an die gegenüberliegende Haut gespalten, und an der Gegenseite eine kleine Öffnung angebracht. Das nekrotische Gewebsstück muß sorgfältig ausgeschnitten werden. Die Sekretableitung erfolgt durch einen schmalen Vaselin-Gummistreifen, welcher die beiden Schnittöffnungen verbindet. Ruhigstellung durch volare Fingerschiene. Armtragetuch (Abb. 12, 13 und 14).

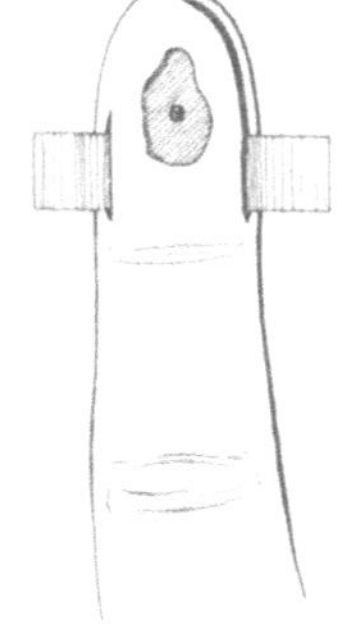
Abb. 14 Die beiden Schnitte sind durch den Vaselin-Gummistreifen miteinander verbunden.

Bei störungsfreiem Verlauf erfolgt der erste Verbandwechsel nach 6 Tagen. Der Gummistreifen kann meist gleichzeitig entfernt werden. Die weitere Wundbehandlung erfolgt nach den Grundsätzen, welche für das Granulationsstadium maßgebend sind.

Die Weiterausbreitung des cutan gelegenen Eiterherdes geht auf dem Lymphwege vor sich. Lymphangitische Prozesse im Verlaufe einer anscheinend leichten cutanen Eiterstelle sind häufig.

Nicht immer weisen lymphangitische Stränge auf eine lymphatische Ausbreitung hin. Die ersten sicht- und fühlbaren Veranderungen finden sich manchmal in den zugehörigen Lymphdrüsenstationen. Hat der cutane Eiterherd seinen Sitz an der Beugeseite, so werden in erster Linie die axillären Drüsen anschwellen, bei Sitz an der Streckseite die cubitalen Drüsen. Letztere neigen stärker zu eitriger Einschmelzung als die axillären Lymphdrüsen. Anderseits können die cubitalen Drüsen vergrößert und druckempfindlich sein, ohne daß es an dieser Stelle zu einem Absceß kommt, während es im weiteren Verlaufe der Lymphgefäße an der Innenrückseite des Oberarmes zu der Ausbildung einer lymphangitischen Phlegmone kommt (Abb. 15).

Eine eitrige Einschmelzung der axillären Drüsen ist selten, häufiger kommt sie in der nachfolgenden Station zur Beobachtung, in den subpectoralen Drüsen: Subpectoralphlegmone.

In seltenen Fällen kann es im Verlaufe einer lymphangitischen Ausbreitung stammwärts zu einer Bursitis olecrani kommen. Meist handelt es sich um einen serösen Erguß, welcher nach Abklingen der lymphangitischen Erscheinungen wieder zurückgeht.

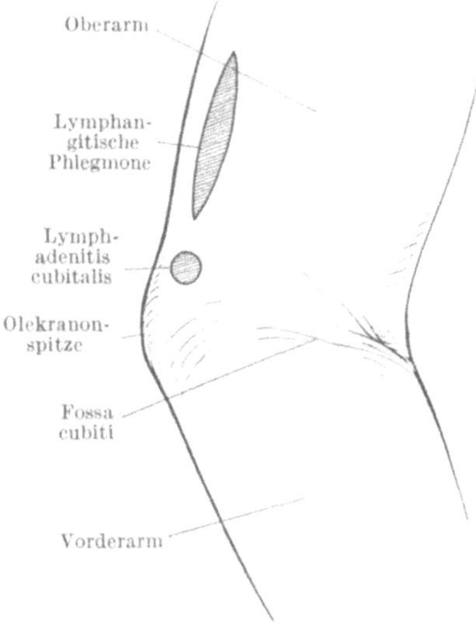

Abb. 15. Lymphangitische Phlegmone des Oberarmes.

Behandlung der Lymphangitis und ihrer Komplikationen: Jede Lymphangitis verlangt eine genaue Freilegung der Eintrittspforte. In der Regel handelt es sich um eine oberflächliche Wunde, so daß die richtige Versorgung keine Schwierigkeiten verursacht. *Die Wundränder müssen soweit abgetragen werden, daß die Wunde eine flache, allseitig offene Mulde darstellt.* Der Wundabschluß erfolgt durch einen kleinen Salbenlappen. Nicht richtig ist die Spaltung der cutanen Eiterblase durch einen Messerschnitt. Meist geht der Schnitt zu tief, so daß auch das Unterhautgewebe infiziert wird. Außerdem bedingt die Spaltung nur eine ungenügende Freilegung der Eiterhöhle, ebenso gewährt sie keine ausreichende Sekretableitung.

Neben der Wunderöffnung ist *die Ruhigstellung die wichtigste Maßnahme.* Besteht Fieber, so ist Bettruhe angezeigt. Der Arm wird auf einem harten Kissen in mäßige Hochlagerung gebracht oder auf eine Abduktionsschiene gelegt. Will man mehr tun, so kann ein Alkoholdunstverband angelegt werden. Um die Ruhigstellung nicht zu unterbrechen, läßt man den Verband liegen und gießt etwa alle 2 Stunden reichlich 70—90% Alkohol nach.

Bei schweren lymphangitischen Prozessen legt man rechtzeitig einen Kollodiumring um den Oberarm. Reichliche Flüssigkeitszufuhr, Lindenblütentee mit und ohne Alkohol, regelmäßige Gaben von Branntwein unterstützen die Abwehrmaßnahmen des Organismus. Man verlasse sich nicht auf die Wirkung medikamentöser Vorkehrungen.

Lymphadenitische Abscesse werden gespalten, ebenso lymphangitische Phlegmonen. Die Eröffnung der Subpectoralphlegmone sollte nur in stationärer Behandlung vorgenommen werden.

Durch einen Schnitt am unteren Rande des M. pectoralis maj. werden Haut und Fettgewebe durchtrennt. Durch zwei Kochersonden dringt man unter dem M. pectoralis in die Tiefe und eröffnet die Absceßhöhle. Sie muß breit gespalten werden, damit eine sichere Ableitung moglich ist. Diese wird durch zwei dicke Gummidrains vervollständigt. Ein lockerer Verband beschließt den Eingriff. Der Arm wird auf einem Kissen ruhiggestellt. In der Regel konnen die Gummiröhrchen nach 8 Tagen entfernt werden.

Übersicht.

Ausbreitungswege des P. cutaneum: Oberfläche. Tiefe: Kragenknopfpanaritium. Stammwarts: Lymphangitis, Lymphadenitis. Lymphadenitischer Absceß. Lymphangitische Phlegmone.

Behandlung:

P. cutaneum: Vollständiges Abtragen der Blasendecke. Salbenverband.

Kragenknopfpanaritium: Vollständiges Abtragen der Blasendecke, Eröffnung des Unterhautzellgewebes von einem Kantenschnitt aus, mit Gegenschnitt. Gummistreifen. Volare Fingerschiene. Armtragetuch. Verbandwechsel nach 6 Tagen.

Lymphangitis: Freilegen der Eintrittspforte, Salbenverband, Ruhigstellung des Armes. Wenn Fieber, Bettruhe, Lagerung des Armes auf Kissen oder Abduktionsschiene.

Bei schweren Prozessen: Kollodiumring, reichliche Flussigkeitszufuhr, Alkohol.

Lymphadenitischer Absceß
Lymphangitische Phlegmone } Breite Spaltung + Ableitung + Ruhigstellung.

Fehlerhaft ist es, das P. cutaneum durch eine Incision zu eroffnen, oder das Kragenknopfpanaritium von einem Medianschnitt aus zu spalten.

Die lymphangitische Ausbreitung ist sehr haufig die Folge einer ungenugenden und nicht rechtzeitigen Ruhigstellung.

Anhang.

Das phlegmonöse Erysipel der oberen Extremität („Ärzte-Panaritium“).

Begriffsbestimmung. Wir verstehen unter phlegmonösem Erysipel eine durch Streptokokken bedingte, rasch fortschreitende Zellgewebsentzündung der Cutis und der angrenzenden Schichten des Subcutis.

Im Gegensatz zum gewöhnlichen Erysipel, welches die oberflachlichen Coriumschichten bevorzugt, erfaßt die Entzundung die Haut in ihrer ganzen Ausdehnung und beteiligt auch die angrenzende Subcutis. Tiefere Schichten werden nur ausnahmsweise befallen, sofern rechtzeitig eine zweckmaßige Behandlung einsetzt. Geht die Entzundung uber das Handgelenk hinweg, so laßt sich regelmäßig eine akut-serose Arthritis nachweisen. Im Gelenkpunktat finden sich Streptokokken. Bei weiterem Fortschreiten stammwarts kommt die bei dieser Entzündungsform außerordentlich charakteristische Bursitis olecrani zur Beobachtung. Seltener greift die Entzundung auch auf das Ellbogengelenk uber.

Die randstandige Abgrenzung des gewöhnlichen Erysipels fehlt, das ganze Entzündungsgebiet hat nicht die rote Farbe des Erysipels, sondern weist ein blaßblauliches Aussehen auf.

Der Verlauf ist wesentlich schwerer als beim gewohnlichen Erysipel. Frühzeitig machen die Kranken einen septischen Eindruck. In vereinzelten Fallen kann man sich die Frage vorlegen, ob es sich nicht tatsächlich um ein Erysipel handelt.

Für das weitere Vorgehen ist aber diese Fragestellung ohne Bedeutung, sofern man sich nur daran erinnert, daß das Entzündungsgebiet ein dem Erysipel ähnliches Aussehen hat.

Bleibt die Eintrittspforte verborgen und lokalisiert sich die Entzündung zunächst vorwiegend über die Streckseite des Handgelenkes, so kann irrtümlicherweise eine Verwechslung mit dem akuten Gelenkrheumatismus möglich sein. Die Richtigkeit der Diagnose wird scheinbar gestützt durch den Erfolg der weiteren Maßnahmen. Auf Bettruhe, Schienung und Verabreichung von Salicylpräparaten bildet sich die Entzündung oft im Verlaufe einiger Tage deutlich zurück.

Die Abgrenzung gegenüber Erysipeloid macht in der Regel keine Schwierigkeiten. Das Allgemeinbefinden ist meist wenig oder nicht gestört, die Körperwärme nicht oder nur unwesentlich gesteigert. Allerdings gibt es auch hier schwer verlaufende Fälle, welche zum Tode führen. Die Gelenke der befallenen Zone, ausnahmsweise auch die übrigen Körpergelenke, können befallen sein. Eine lymphangitische Mischinfektion ist in solchen Fällen wohl immer vorhanden. Die sichere Abgrenzung gegenüber dem phlegmonösen Erysipel läßt sich nur durch genaue bakteriologische Erhebung und den Nachweis des Schweinerotlaufbacillus vornehmen.

Das phlegmonöse Erysipel stimmt praktisch mit der Entzündungsform überein, welche bisher als lymphangitische Phlegmone bezeichnet wurde.

Vorkommen des phlegmonösen Erysipels. Die Entzündungsform findet sich vorwiegend bei Ärzten und führt die irreführende Bezeichnung „Ärzte-Panaritium“. Weiterhin kommt das phlegmonöse Erysipel ziemlich häufig vor bei den Anatomie- und Pathologiedienern und bei allen Berufen, welche eine Infektion mit durch Tier- und Menschenpassage hochgezüchteten Bakterien ermöglichen (Metzger, Köchinnen, Tierärzte, Wärter usw.).

Verlauf der Entzündung. Ausgangspunkt der Entzündung ist in der Regel eine kleine, oft unbeachtete Verletzung an einem Fingerendgliede. Nach dem bisherigen Sprachgebrauch muß die Entzündung dem Panaritium zugeordnet werden. Hat diese Überlegung ihre schulgemäße Einordnung erfahren, so ergibt sich daraus zwangsläufig die Notwendigkeit der sofortigen Eröffnung des Entzündungsherdes. Die Schnittstellen werden am Orte der stärksten Schwellung angelegt. Man erwartet vielleicht den Abgang von reichlich Eiter und ist daher erstaunt, daß sich nur sulziges Ödem entleert. In der Folge tritt keine Entfieberung ein, das Allgemeinbefinden verschlechtert sich zusehends. Durch weitere Schnitte wird das Entzündungsgebiet ausgiebig freigelegt. An vereinzelten Stellen wird man kleinere Eiteransammlungen antreffen, welche nach außen abgeleitet werden. Bereits nach wenigen Tagen lassen sich alle charakteristischen Attribute der „Safthand“ beobachten. Die ganze Hand ist ödematös gequollen, die Finger verdickt, abgespreizt und in den Grundgelenken überstreckt. Jeder erfahrene Arzt weiß bereits jetzt, daß die Hand für den späteren Gebrauch praktisch als verloren gelten muß. Sofern nicht schwere septische Erscheinungen zum baldigen Tode führen, klingt die Entzündung im Laufe der nächsten 3 Wochen allmählich ab, der Allgemeinzustand bessert sich. Man ist glücklich, daß der Kranke die schwere Infektion überstanden hat, und man tröstet sich damit, daß der Erhalt des Lebens den Funktionsverlust der Hand oder des ganzen Armes bei weitem aufwiege.

Der behandelnde Arzt wird sich bei diesen schwer verlaufenden Entzündungsformen immer die Frage vorlegen müssen, ob er richtig vorgegangen ist. Die Rekonstruktion des ganzen Krankheitsverlaufes bringt ihm dann nicht gerade selten die vielleicht überraschende Feststellung, daß jeder operative Eingriff von einer Verschlimmerung gefolgt war. Führte die Krankheit nicht zum Tode, so läßt sich weiterhin feststellen, daß der Beginn der Besserung erst dann eintrat, als keine Incisionen mehr vorgenommen wurden. Man kann die Ansicht vertreten, daß das Entzündungsgebiet in jenem Zeitpunkt in so ausreichendem Maße drainiert war, daß der Prozeß zum Stillstand kommen mußte. In der Regel liegen die Verhältnisse so, daß keine weiteren Schnittöffnungen vorgenommen wurden, weil alle in Frage kommenden Stellen bereits eröffnet waren, für weitere operative Eingriffe praktisch überhaupt kein Platz und daher keine Notwendigkeit mehr bestanden.

Die Beobachtung, daß jeder chirurgische Eingriff von einer Verschlimmerung des örtlichen und des allgemeinen Zustandes gefolgt war, spricht aber gegen die Zweckmäßigkeit der angeordneten Maßnahmen. Wie gering der Eingriff sein muß, um bereits eine empfindliche Störung der Reaktionslage des Organismus herbeizuführen, zeigt die nachfolgende Beobachtung.

Bei einem 52jährigen Metzger trat im Anschluß an eine oberflächliche Verletzung des Nagelfalzes des 4. Fingers der linken Hand eine Schwellung der Handrückengegend auf. Am nächsten Tage war die Schwellung bereits bis zur Mitte des Vorderarmes vorgeschritten. Die Gegend des Handgelenkes war deutlich bevorzugt, so daß der erstbehandelnde Arzt wegen der gleichzeitig hohen Körpertemperatur und der starken Schmerzen an die Möglichkeit eines akuten Gelenkrheumatismus dachte. Er wies den Kranken ins Bett, stellte den ganzen Arm durch eine Schiene ruhig und verordnete Bettruhe, außerdem reichlich Flüssigkeit zusammen mit Salicylpräparaten. Die Temperatur ging allmählich zurück, ebenso ließen die Beschwerden nach, dagegen blieb die Schwellung weiterhin bestehen. Letztere veranlaßte ihn, eine Punktion des Handgelenkes von der Streckseite her vorzunehmen. Die Punktion ergab nur wenig getrübten Gelenkinhalt und im Ausstrich massenhaft Streptokokken. Während die Körpertemperatur am Morgen der Punktion 37,5° war, stieg sie am Abend bis auf 40,5°, gleichzeitig ging der Puls von 85 auf 120. Auf diese Verschlimmerung hin wurde ein sofortiges chirurgisches Vorgehen als notwendig erachtet und der Kranke ins Spital eingewiesen. Die weitere Untersuchung ergab neben dem angegebenen Befund einen Erguß im Ellbogengelenk und in der Bursa olecrani. Im Abstrich der kleinen Nagelfalzverletzung fanden sich Streptokokken, welche durch die weitere Untersuchung als hämolysierend erkannt wurden. Auf Grund des leicht septischen Aussehen des Kranken, dem örtlichen Befund mit ausgesprochener Beteiligung von Hand- und Ellbogengelenk und der akut aufgetretenen Bursitis olecrani und dem Streptokokkennachweis wurde die Diagnose einer lymphangitischen Phlegmone, bzw. eines phlegmonösen Erysipels gestellt und auf jeden chirurgischen Eingriff verzichtet. Die Ruhigstellung erfolgte durch eine volare Gipsschiene, von den Fingerspitzen bis in die Achselhöhle reichend, Finger und Hand in der Funktionsstellung. Gleichzeitig wurde der Arm auf eine Abduktionsschiene gelagert und die vom erstbehandelnden Arzte verordnete reichliche Flüssigkeitszufuhr in Verbindung mit hohen Salicylgaben fortgesetzt. Außerdem erhielt der Kranke Prontosil sol. intramuskulär. Im Verlaufe von 8 Tagen ging die Schwellung zurück, das Allgemeinbefinden besserte sich und der Kranke konnte nach 3 Wochen aus dem Krankenhaus entlassen werden. Durch eine sorgfältige Übungsbehandlung konnte die Funktion im Verlaufe der nächsten 4 Wochen wieder vollständig hergestellt werden.

Es ist nicht daran zu zweifeln, daß ein aktives chirurgisches Vorgehen in diesem Falle zu einem schweren Funktionsverlust, wenn nicht sogar zu einem tödlichen Ausgange geführt hätte. Die starke Reaktion im Anschluß an die einfache Punktion war ein unzweideutiges Warnungssignal. Wenn auch die Diagnose des erstbehandelnden Arztes nicht richtig war, so hat gerade die Fehldiagnose den Arzt dazu veranlaßt, das in einem solchen Falle einzig richtige Vorgehen zu wählen, nämlich die möglichst weitgehende Ruhigstellung. Daß Salicylpräparate in solchen Fällen Gutes leisten können, entspricht einer alten Erfahrungstatsache. Die Anregung der Diaphorese führt zu einer massenhaften Ausscheidung von Bakterien.

Als Gegenstück zu diesem günstig verlaufenden Fall soll hier ein anderer erwähnt werden, dessen Verlauf und Ausgang für uns wegleitend geworden ist.

Ein 48jähriger Gelegenheitsarbeiter war während der Winterszeit aushilfsweise bei einer Hausschlächterei tätig. Er zog sich eine kleine, oberflächliche Verletzung an der radialen Seite des Zeigefingerendgliedes zu. Am nächsten Tage trat eine diffuse Schwellung auf, welche bis über das Handgelenk reichte. Die Temperatur stieg am gleichen Abend bis auf 39,5, der Puls auf 112. Der Verletzte machte bereits bei der ersten Untersuchung einen leicht septischen Eindruck. Am nächsten Morgen war die Schwellung über das Handgelenk hinauf bis zur Mitte des Vorderarmes fortgeschritten. Eine richtige Abgrenzung wie bei Erysipel fehlte. Die Haut war im Bereiche der Schwellung auffallend blaß. Die Gegend des Handgelenkes trat stärker aus der übrigen Schwellung hervor, der ganze Gelenkumfang war sehr stark druckempfindlich. Weiterhin bestand ein Erguß im Ellbogengelenk und eine akute Bursitis olecrani. Sofort wurden die als notwendig erachteten chirurgischen Maßnahmen durchgeführt. Das ganze Entzündungsgebiet wurde ausgedehnt eröffnet, wobei sich die bekannte sulzig-ödematöse Flüssigkeit entleerte. Die Untersuchung ergab hämolysierende Streptokokken. Das Allgemeinbefinden besserte sich nicht, das septische Aussehen wurde immer wie ausgesprochener. Die Finger schwollen sehr stark an, gingen in den Grundgelenken in Spreiz- und Hyperextensionsstellung über, der Arm quoll auf. Nach 2 Tagen wurde erneut eingegriffen. Im tiefen Mittelhohlhandraum fand sich trüb-seröses Exsudat, so daß dieser nach Kanavel eröffnet und drainiert wurde. Der gleiche Befund war im Thenarraum, im Paronaschen Raum und im Handgelenk zu beobachten. Alle diese Stellen wurden ausgiebig drainiert. Der örtliche Befund veränderte sich in den nächsten Tagen nur wenig, dagegen ließ der Allgemeinzustand das Schlimmste befürchten. Während der nächsten 10 Tage wurden 5 Bluttransfusionen zu je 200 ccm vorgenommen. Der Kranke blieb am Leben. Das Endresultat war eine völlig unbrauchbare Hand. Nach 5 Monaten wurde der Kranke aus der stationären Behandlung entlassen.

Die beiden Beobachtungen unterschieden sich in keiner Weise in ihrem örtlichen Befund. In beiden Fällen handelte es sich um eine schwere lymphangitische Phlegmone als Folge einer kleinen Verletzung bei der Ausübung der Metzgerarbeit. Stellen wir aber den weiteren Verlauf und den Endausgang dieser Entzündung einander gegenüber, so können keine Zweifel darüber bestehen, in welchem Falle das richtige Vorgehen gewählt worden war. Die seither gemachten Beobachtungen sind eine volle Bestätigung dieser Ansicht. Eine lymphangitische Phlegmone darf in keinem Falle frühzeitig chirurgisch angegangen werden. Natürlich will dies nicht bedeuten, daß überhaupt jeder chirurgische Eingriff bei dieser Entzündungsform abzulehnen ist. Kommt es im weiteren Verlaufe zu einer Absceßbildung, so muß der Eiter natürlich entleert werden. In der Regel ist dies aber nicht vor dem 8. bis 10. Tage der Fall. Wird von Anfang an und mit allen Maßnahmen eine nie unterbrochene Ruhigstellung durchgeführt, so kommt es in der Mehrzahl der Fälle überhaupt nicht zu einer Eiteransammlung.

Gibt es eine Ausnahme von dieser Regel? Nach unseren bisherigen Erfahrungen müssen wir diese Frage mit Nein beantworten. Man kann in einem einzigen Falle versucht sein, von diesem Vorgehen abzuweichen, nämlich beim „Ärztepanaritium". Hier gibt aber weder der örtliche, noch der Allgemeinbefund Anlaß zu einem Stellungswechsel, sondern der kranke Kollege selbst. Die Vorstellung, daß es sich hier um eine Entzündungsform handelt, welche in das Gebiet der panaritiellen Erkrankungen gehört, was nicht richtig ist, und die weitere Vorstellung, daß ein Panaritium nur durch eine frühzeitige Eröffnung bekämpft werden kann, was an und für sich richtig ist, kann den behandelnden Kollegen in eine recht ungemütliche Lage bringen. Gelingt es dem behandelnden Arzte nicht, seinen kranken Kollegen zu überzeugen, daß es sich weder um ein Panaritium, noch um eine Phlegmone im gewöhnlichen Sinne handelt, sondern um eine erysipelähnliche Entzündungsform, so ist der gewöhnliche Ausgang wohl der, daß ein weiterer

Kollege beigezogen wird, der dann dem Verlangen des kranken Kollegen nachkommt und das „Panaritium" eröffnet. Für denjenigen, welcher das Ärztepanaritium kennt, ist der Ausgang dieser Maßnahme unzweifelhaft, und der weitere Verlauf wird ihm wohl immer recht geben. Was nützt es ihm, den Kollegen auf das Heer der älteren Anatomie- und Pathologiediener hinzuweisen, welches den Endausgang des phlegmonösen Erysipels bei chirurgischem Vorgehen in jeder wünschbaren Variation erkennen läßt? Der ältere Anatomie- und Pathologiediener erachtet seine gebrauchsunfähig gewordene Hand als Kennzeichen seines Standes. Der Arzt sollte hier notwendigerweise eine andere Einstellung einnehmen.

Die Abgrenzung der lymphangitischen Phlegmone von den panaritiellen Entzündungen der Finger und der Hand ist schon aus didaktischen Gründen angezeigt, denn mit der Feststellung eines Panaritiums verbindet sich zwangsläufig die Vorstellung der Frühincision. Man kann aber auch über die Zweckmäßigkeit der Bezeichnung „lymphangitische Phlegmone" streiten, denn diese schließt sich in der Regel an eine sichtbare Lymphangitis an, mit nachfolgender eitriger Perilymphangitis und fortschreitender Zellgewebsentzündung vorwiegend im näheren Bereiche der großen Lymphstränge. Sofern es nicht zu einer pyämischen Verschleppung kommt, ist die Prognose der eigentlichen lymphangitischen Phlegmone nicht schlecht. In jedem Falle aber verlangt sie ein baldiges chirurgisches Vorgehen. Das „Ärztepanaritium" und die gleichverlaufenden Entzündungsformen anderer Genese beschränken sich von Anfang an nicht auf die großen Lymphstränge, sondern sie lassen frühzeitig eine diffuse Ausbreitung erkennen. Die eitrige Einschmelzung ist bei konservativem Vorgehen eine Ausnahme, häufiger kommt sie dagegen nach Anlegen der Schnittöffnungen zur Beobachtung. Es ist anzunehmen, daß die Infektion bei diesem Vorgehen in die tieferen Gewebsschichten geleitet wird. Aus all diesen Beobachtungen heraus erscheint uns auch die Bezeichnung „lymphangitische Phlegmone" nicht sehr glücklich und mit dem klinischen Befund oft in Widerspruch stehend. Die Bezeichnung der Entzündungsform als phlegmonöses Erysipel wird dagegen den tatsächlichen Verhältnissen besser gerecht. Aus der Feststellung dieser Diagnose ergibt sich auch gleichzeitig die Art des zweckmäßigen Vorgehens, denn es wird niemanden einfallen, ein Erysipel chirurgisch anzugehen, sofern es nicht im weiteren Verlaufe zu einer Abszedierung gekommen ist.

Was bisher unter dem Namen eines „Ärzteparanitiums" oder unter der Bezeichnung der foudroyant verlaufenden lymphangitischen Phlegmone chirurgisch behandelt wurde, entspricht einem phlegmonösen Erysipel. Ein frühzeitiger operativer Eingriff ist daher unter allen Umständen zu unterlassen, denn er leitet die Entzündung in die tieferen Gewebsschichten und führt dadurch zu einer außerordentlichen Verschlechterung der Heilungsaussichten. Die gleichen Gesichtspunkte gelten in uneingeschränktem Maße für die Entzündungsformen vom gleichen klinischen Verhalten und Aussehen im Anschluß an Bißverletzungen und Verletzungen bei Metzgern und anderen Berufen, welche mit Tiermaterial arbeiten.

Kommt der Verunfallte in unmittelbarem Anschluß an die Wundverletzung in ärztliche Behandlung, bevor irgendwelche Anzeichen einer schweren Infektion vorliegen, und ihre Ausbildungsmöglichkeit nur aus dem Unfallhergang in Betracht gezogen werden muß, so stellen wir uns bei diesen, in der Regel kleinen, oft nur stichförmigen Verletzungen von Anfang an auf ein möglichst konservatives Vorgehen ein. Man kann die Eintrittspforte der Infektion in örtlicher Betäubung exstirpieren. Die Inkubationszeit bei diesem durch Tierpassage hochgezüchteten Infektionsmaterial ist aber so kurz, daß man in der Regel mit dieser Maßnahme zu spät kommt. Im Gegensatz zu den übrigen Alltagsverletzungen, bei welchen sich die Keime zunächst im Außenweltstadium, die Anaerobier im Sporenzustand, die Aerobier im sporoiden Zustand der Hypovirulenz befinden, geht die Infektion bei diesen Verletzungsformen sofort an. Bereits kurze Zeit nach erfolgter Infektion läßt sich ein aktives Eindringen der Keime in die Wundumgebung feststellen. Wir verzichten daher besser auf jeden direkten Wundeingriff und beginnen sofort mit der Hyperämiebehandlung. Der Verletzte erhält 3mal täglich ein einstündiges heißes Kamillenarmbad. Durch fortgesetztes Nachgießen von heißem Wasser wird die Temperatur so hoch wie möglich gehalten. In der Zwischenzeit wird das verletzte Glied durch eine zweckmäßige Schienung sorgfältig ruhiggestellt. Jede weitere Maßnahme ist als überflüssig abzulehnen. Sehr oft ist bereits am 3. Tage jede entzündliche Reaktion abgeklungen. Der Arzt muß sich dieser einfachen Bierschen Maßnahmen erinnern, wenn er in die Lage kommt, sein eigener Arzt zu sein. Er muß sich gleichzeitig von zwei Vorstellungen frei machen: daß die Infektion notwendigerweise zu einer schweren Phlegmone führen müsse, und daß ein chriurgischer Eingriff notwendig sei. Wird die Wunde nicht mißhandelt, sondern im Gegenteil streng ruhiggestellt, und wird die Hyperämiebehandlung mit aller Gewissenhaftigkeit durchgeführt, so bestehen alle Aussichten, daß die Wundheilung ohne irgendwelche Störung vor sich gehen wird. Im Stadium des ausgebildeten und fortschreitenden phlegmonösen Erysipels ist sofort strenge Bettruhe anzuordnen. Die ganze obere Extremität wird durch eine Abduktionsschiene ruhiggestellt, die freiliegenden Gliedabschnitte werden fortgesetzt mit heißen Kamillenumschlägen behandelt. Außerdem verordnet man reichlich heißen Lindenblütentee, zusammen mit täglich 3 g Aspirin, injiziert 2 bis 3mal Prontosil sol. intramuskulär und sorgt für eine ausreichende Stuhlentleerung. Der Kreislauf wird frühzeitig durch entsprechende Medikamente gestützt. Gut bewährt haben sich wiederholte Kirschwassergaben.

Manche Kollegen haben die Schnitteröffnung ihres „Ärztepanaritiums" mit dem ganzen Arm oder sogar mit dem Leben bezahlen müssen, während die streng konservative Behandlung in solchen Fällen beinahe immer und ohne Störungen in kurzer Zeit zur Ausheilung führt. Diese Feststellung soll uns als nie zu vergessende Warnung dienen. Erinnern wir uns weiterhin daran, daß es sich beim Ärztepanaritium gar nicht um ein Panaritium handelt, sondern um ein phlegmonöses Erysipel, so wird man sich ohne weiteres von der Vorstellung frei machen können, daß in einem solchen Falle ein chirurgischer Eingriff notwendig sei, denn kein Arzt wird sich dazu entschließen können, in ein Erysipel hineinzuschneiden.

2. Nagelpanaritium.

Die Entzündung nimmt ihren Ausgang in der Regel von einem Riß an der Übergangsstelle vom Nagelwall in den Nagelfalz (Nied- oder Neidnagel). Häufig finden sich diese Rißstellen bei Arbeitern in landwirtschaftlichen Betrieben. Sie erklären sich ohne weiteres durch die Arbeitsweise. Paronychien der Stadtfrauen sind in der Regel Maniküre-folgen. Entweder sind die Instrumente nicht sauber, oder die Maniküreverletzung infiziert sich nachträglich. Die Zuckerbäckerparonychie hat ihre Ursache in der chronischen Einwirkung von Gärungsstoffen, desgleichen die bei Köchinnen und Bierbrauern häufig zu beobachtenden Nageleiterungen. Als Folge von Holzsplitterverletzungen kommen Nagelpanaritien vor allem bei Putzfrauen und auch bei Keglern zur Beobachtung.

Die eigentliche Paronychie beschränkt sich auf den Nagelwall und verursacht, abgesehen von kurz dauernden Steigerungen, keine Beschwerden. Der Verlauf ist außerordentlich chronisch (Abb. 16).

Die Paronychie kann der Ausgangspunkt weiterer Entzündungsformen der proximalen Nagelrandumgebung sein.

Greift die Entzündung auf das benachbarte Unterhautzellgewebe über, so entsteht das parunguale Panaritium. Ausläufer der Strecksehnenfasern und Periost sind am Entzündungsprozeß beteiligt. Die eine Ecke des Nagelwalles ist entzündlich gerötet und verdickt, es bestehen stärkere Schmerzen. Die Entzündung kann den ganzen Nagelwall befallen und von hier dem Nagelfalz entlang bis an das freie Nagelende fortschreiten: periunguales Panaritium (Umlauf!). Nach der

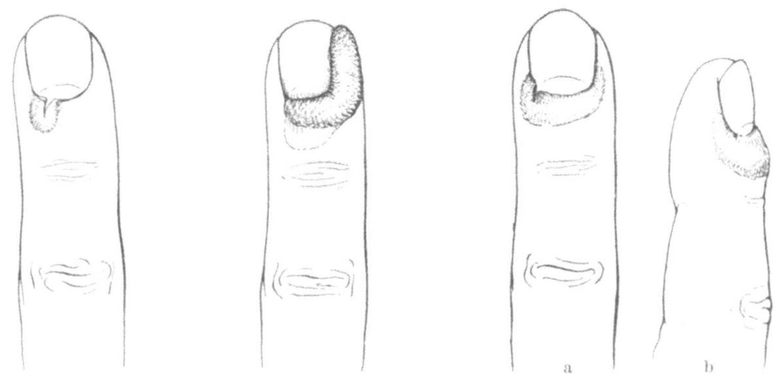

Abb 16. Paronychie. Abb 17. Periunguales Panaritium. Oberflächliche (cutane) Form. Abb. 18a und b Periunguales Panaritium. Tiefe (subcutane (Form.

Tiefe der Entzündung sind zwei Formen zu unterscheiden: Die Entzündung kann ihren Sitz intracutan haben und zu einer blasigen, impetiginösen Abhebung der Haut führen (*oberflächliche* Form), oder sie befällt Haut und Unterhautzellgewebe im ganzen Gewebsdurchmesser (*tiefe* Form) (Abb. 17 und 18).

Vom parungualen Panaritium aus wird ein Fortschreiten der Entzündung um den Nagel herum auf das Nagelbett beobachtet (P. subunguale). Häufig beschränkt es sich zunächst auf eine Nagelecke. Die klinische Entwicklung ist oft sehr charakteristisch. Ein P. parunguale geht mit oder ohne Behandlung zunächst zurück, die Schmerzen lassen nach. Es schließt sich ein weitgehend beschwerdefreies Intervall von einigen Tagen an, dann treten plötzlich, meist nachts, sehr heftige klopfende Schmerzen auf. Die entzündlichen Erscheinungen haben sich wieder verstärkt. Regelmäßig ist in diesem Falle die Entzündung nach der Nagelmatrix durchgebrochen. Unbehandelt nimmt der Prozeß einen außerordentlich langwierigen Verlauf. Spontan oder auf Druck entleert sich von Zeit zu Zeit etwas Eiter aus einer Matrixecke. Greift die subunguale Entzündung auf die ganze Nagelmatrix über, so löst sich im weiteren Verlaufe der ganze Nagel ab. An der Basis des abgelösten Nagels bildet sich allmählich ein Granulationspfropf, der fortgesetzt größer wird und eine schmierig-eitrige Sekretion unterhält. Unter dem Granulationspfropf findet sich häufig ein kleiner Nagelsequester. Solange dieser nicht entfernt wird, hält die Eiterabsonderung an (Abb. 19).

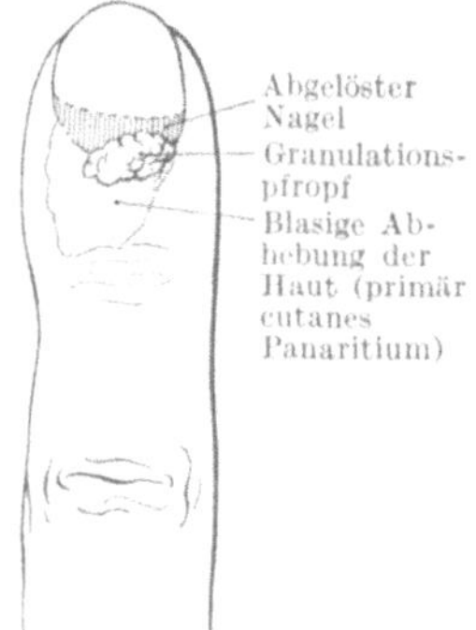

Abb 19. Panaritium peri- und subunguale, im chronischen Stadium.

Das subunguale Panaritium kann an der Seitenkante des Phalangealknochens volarwärts fortschreiten und zu einem subcutanen Panaritium der Beugeseite führen. Von hier aus geht der Entzündungsprozeß auf den Knochen und weiter auf das Endgelenk über. Auch ein direktes Fortschreiten längs der Strecksehne nach dem Gelenk hin wird beobachtet (Abb. 20).

Behandlung.

A. Paronychie und P. parunguale.

Konservative Maßnahmen können zur Ausheilung führen. Besonders empfohlen wird die Behandlung mit grauer Salbe. Eigene Beobachtungen mit fortgesetzter Anwendung von grauer Salbe, mit und ohne Okklusivverband, waren unbefriedigend. In 2 Fällen kam es noch nach 2 Wochen zu einem subungualen Durchbruch.

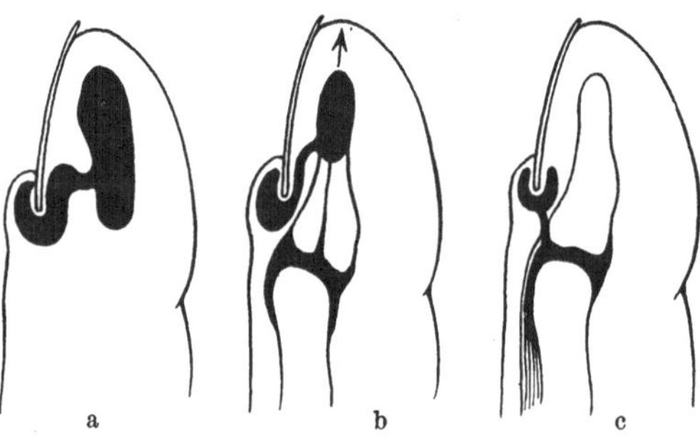

Abb. 20 a—c. Ausbreitungswege des peri- und subungualen Panaritiums. a nach der Subcutis der Beugeseite. b nach dem Knochen und von hier nach dem Gelenk. c nach dem Fingerendgelenk.

Kommt jemand mit einer Paronychie zum Arzte, dann ist entweder eine Komplikation eingetreten oder die Entzündung dauert schon sehr lange. In letzterem Falle ist der Nagelwall stark verdickt. Eine Verheilung der narbig-verdickten Wundränder durch ausschließlich konservative Maßnahmen erfordert sehr lange Zeit, wodurch das Verhältnis Arzt-Patient mit Rücksicht auf die „Kleinheit des Objekts“ stark belastet wird. Weiterhin muß während der Behandlung mit einem subungualen Durchbruch gerechnet werden. Aus diesen Gründen ist ein chirurgisches Vorgehen unbedingt angezeigt.

Der Eingriff wird in Basisanästhesie und Blutleere ausgeführt. Letztere scheint zunächst überflüssig. Die Gewißheit aber, ob die Entzündung nur parungual sitzt, oder ob auch ein subungualer Ausläufer besteht, läßt sich nur in Blutleere verschaffen.

Die Rißstelle wird wie bei der Wundanfrischung vollständig umschnitten und sauber entfernt. Die Schnittführung muß nach proximal soweit fortgesetzt werden, daß das Nagelende frei sichtbar ist. Mit einer dünnen Knopfsonde geht man vorsichtig unter die Nagelwurzel und stellt fest, ob diese von der Matrix abgelöst ist. Wenn dies der Fall ist, so muß das abgelöste Nagelstück in seiner ganzen Ausdehnung mit

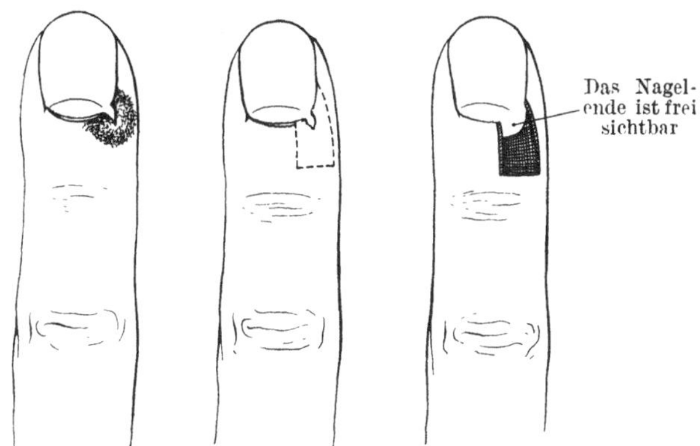

Abb 21 Schnittführung bei Paronychie.

der Schere entfernt werden. Nur auf diese Weise ist eine sichere Ableitung gewährleistet (Abb. 21).

Die Nachblutung ist meist stark, so daß zunächst ein provisorischer Verband angelegt wird. Nach kurzer Zeit kann dieser durch den endgültigen Verband ersetzt werden. Auf die Wundfläche kommt ein Vaselin-Gazestreifen

Das Vorgehen laßt mit Sicherheit einen subungualen Ausläufer feststellen und schafft an Stelle der chronisch indurierten Wundränder eine regenerationsfahige Wundfläche.

B. Periunguales Panaritium.

a) Oberflächliche, cutane Form.

Die cutane Blasendecke wird mit Schere und Pinzette entfernt, der Eiter sauber abgetupft. Eine Betaubung ist nicht notwendig. Unter Alkoholverbänden, spater Salbenlappen, geht die Entzündung rasch zurück.

b) Tiefe Form.

Der ganze Nagelwall ist chronisch verdickt und entzündet. In Basisanästhesie + Blutleere wird in der Verlängerung des Nagelfalzes auf beiden Seiten je ein Längsschnitt gelegt, welcher die letzte distale Gelenkshautfalte erreicht. Der umschnittene Lappen muß bis an die Basis mit Messer und Pinzette abgelöst werden. Mit einer dünnen Sonde prüft man nach einem subungualen Ausläufer und entfernt die Nagelwurzel, soweit sie von der Matrix abgelöst ist. Unter den Lappen legt man einen schmalen Gummistreifen (Abb. 22).

C. Subunguales Panaritium.

Im akuten Stadium geht man in der gleichen Weise vor wie bei der tiefen Form des periungualen Panaritiums.

Bei der chronischen Form ist der Nagel häufig in Ablösung begriffen. Auf Druck entleert aus der Tiefe des Nagelwalles etwas Eiter. Nicht selten findet sich auf der Nagelmatrix ein Granulationskopf.

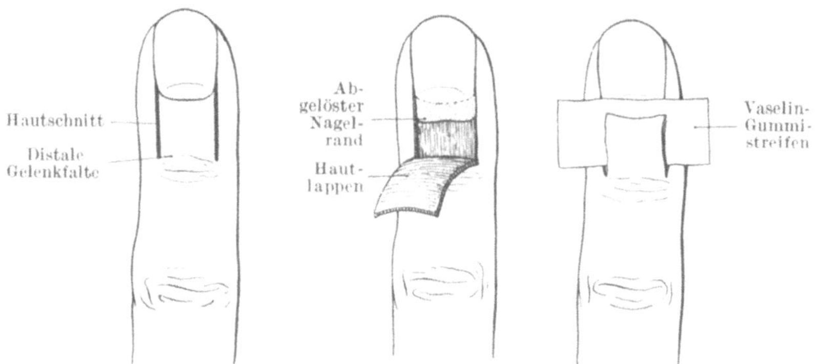

Abb. 22. Lappenbildung bei subungualem Panaritium.

Durch den angegebenen Lappenschnitt wird die Nagelmatrix in ihrer ganzen proximalen Ausdehnung freigelegt, der Granulationskopf mit dem scharfen Löffel entfernt und das ganze Nagelbett auf Nagelsequester untersucht. Oft sind sie nicht größer als ein Stecknadelkopf und sitzen in einer Matrixecke. Nach der Entfernung des Nagelsequesters kann eine oft Wochen und Monate dauernde Eiterabsonderung in wenigen Tagen zur Abheilung gebracht werden.

Das früher vielfach geübte Verfahren, bei jeder Form von Nagelbetteiterung den ganzen Nagel zu entfernen, nicht selten ohne vorherige Betäubung, ist heute wohl allgemein verlassen. Die alleinige Entfernung des Nagels reicht nicht aus, um eine genügende Ableitung zu gewährleisten. Anderseits können leicht Nagelsequester zurückbleiben. Die vollständige Entfernung des Nagels bedingt weiterhin eine lang dauernde Erwerbsbeschränkung, denn das Nagelbett ist besonders schmerzempfindlich. Man soll daher vom Nagel nur soviel entfernen, als bereits abgelöst ist. In der Regel bleibt die freie Nagelpartie längere Zeit festhaften und kann so die mechanische Schutzfunktion weiter ausüben.

Der entfernte Nagel wächst nur sehr langsam nach, täglich etwa 0,1 mm, so daß der Ersatz des Nagels in seiner ganzen Länge 3 bis 4 Monate dauert.

In manchen Gegenden macht der Bauer, wenn die Sau gedeckt wird, am Nagelgrund eine Kerbe. Ist diese bis an den Nagelrand vorgerückt, so ist es Zeit, daß die Sau Ferkel wirft, nämlich nach 16 Wochen.

Ist das Nagelbett infolge der Entzündung unregelmäßig, höckrig geworden, so wird es durch flach geführte Schnitte geglättet und mit einem Salbenverband bedeckt. Die spätere Nagelform kann auf diese Weise gebessert werden.

Ist die Nagelwurzel, erkenntlich an der weißlichen Farbe der noch nicht verhornten und vertrockneten Zellen, zerstört, so bildet sich der Nagel nicht mehr nach.

Übersicht.

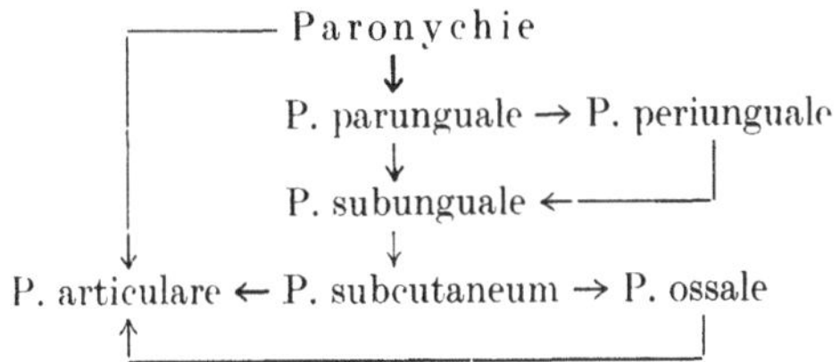

Paronychie: Umschneidung und Entfernung der Rißstelle. Entfernung der abgelösten Nagelecke. Salbenverband, volare Fingerschiene.

Periunguales Panaritium.

a) Oberflächliche Form: Abtragen der cutanen Blasendecke. Alkohol-, später Salbenverband. Volare Fingerschiene.

b) Tiefe Form: Lappenbildung. Auf subunguale Ausläufer achten. Gummistreifen. Volare Fingerschiene.

Subunguales Panaritium.

a) Akut: Lappenbildung, Entfernung abgelöster Nagelpartien. Gummistreifen. Volare Fingerschienen.

b) Chronisch: Lappenbildung. Entfernung des Granulationspfropfes und der Nagelsequester. Nagel entfernen, soweit er abgelöst ist. Gummistreifen. Volare Fingerschiene.

II. Subcutis.

Der Großteil der zur Beobachtung kommenden Panaritien ist subcutan gelegen. Zunächst scheinbar harmlos aussehend, können sie im weiteren Verlaufe Anlaß zu den schwersten Störungen geben. Eine genaue Kenntnis der verschiedenen Verlaufsformen ist unbedingt notwendig.

Das subcutane Panaritium erhält seine Eigenart durch die besondere anatomische Beschaffenheit des Unterhautzellgewebes. Vom Stratum reticulare der Beugehaut führen feste Bindegewebszüge zu der Sehnenscheide und dem Periost. Diesen Bindegewebszügen entlang geht die Entzündung, dem Wege des geringsten Widerstandes folgend, nach der Tiefe. Die derbe Haut der Greiffläche verhindert einen rechtzeitigen Durchbruch nach außen.

Am Daumen sind diese senkrecht in die Tiefe gehenden Bindegewebszüge zu einem medianen Septum vereinigt. Längs dieser Scheidewand geht der Eiter kuppen- oder proximalwärts.

Die einzelnen Fingerglieder sind auf der Höhe der volaren Gelenksfalte durch eine fibröse Scheidewand voneinander abgegrenzt. Ein Übergang der subcutanen Entzündung von einem Gliedabschnitt auf den anderen kommt daher nur selten zur Beobachtung. Am Fingergrundgelenk läßt sich dieser fibröse Abschluß nur im mittleren Abschnitt nachweisen. Die subcutane Entzündung des Grundgliedes greift daher nicht selten auf die Hand über.

Die Bindegewebszüge der Unterhaut am Fingerrücken verlaufen in mehr schräger Richtung. Die Haut ist lockerer, die Verlaufsform der Entzündung aus diesem Grunde gutartiger als an der Beugeseite.

Der Charakter eines subcutanen Panaritiums ist weitgehend abhängig von seinem Sitz. Ein Panaritium der Beugeseite verläuft anders als dasjenige des Fingerrückens, ein Panaritium der Endphalange wieder anders als ein solches an der Mittel- und Grundphalange. Das subcutane Panaritium der Daumenendphalange unterscheidet sich deutlich von demjenigen der übrigen Endphalangen.

Unter Berücksichtigung dieser Verhältnisse ergibt sich folgende Abgrenzung der subcutanen Panaritiumformen:

A. Beugeseite.
  1. Endphalange.
    a) Endphalange 2—5.
    b) Daumenendphalange.
  2. Mittelphalange.
  3. Grundphalange.

B. Streckseite.

Die Verlaufsform ist hier unabhängig vom Gliedabschnitt, denn es handelt sich, wenn man genau sein will, nicht um ein Panaritium, sondern um einen Furunkel.

1. Subcutanes Panaritium der Endphalangen 2—5.

Die geringe Tiefe des Unterhautzellgewebes und sein straffer Bau führen zu einer raschen Zunahme des Entzündungsschmerzes. Der Kranke sucht daher den Arzt oft schon im Frühstadium der Entzündung auf. Wird in diesem Zeitpunkte, 3—4 Tage nach Beginn der Infektion, der Herd freigelegt, so findet sich eine stecknadelkopfgroße, selten größere, gelblich verfärbte Stelle, während die Umgebung ödematös gequollen ist. Der Entzündungsprozeß findet sich im Stadium der trockenen Nekrose. Anschließend folgt die Abgrenzung und eitrige Einschmelzung des nekrotischen Pfropfes. Der Umlauf wird „reif". Durch eine rechtzeitige Entfernung der trockenen Nekrose kann dieser gefährliche Reifungsprozeß umgangen werden. *Der chirurgische Eingriff im Frühstadium ist also mit der Incision allein nicht abgeschlossen, sondern er verlangt eine genaue Entfernung des nekrotischen Pfropfes.*

Unterbleibt die Frühoperation, so nimmt der Einschmelzungsprozeß seinen Fortgang. Er schreitet nach der Oberfläche oder nach der Tiefe hin fort.

Ausbreitung nach der Oberfläche: Ungefähr 1 Woche nach Beginn der Krankheit bildet sich an der Beugeseite eine cutane Eiterblase, nach deren Entfernung eine kleine, in die Tiefe gehende Fistelöffnung sichtbar wird. Aus dem geschlossenen subcutanen Panaritium ist ein Kragenknopfpanaritium geworden (Abb. 23). Sitzt der Primärherd tiefer und vor allem mehr seitlich, dann tritt in der Regel nicht ein volarer Durchbruch auf, sondern die Entzündung geht nach dem Fingerrücken hin. Es entsteht ein subunguales Panaritium, an welches sich im weiteren Verlaufe ein periunguales Panaritium anschließt. Nur ganz ausnahmsweise bricht der Eiter bei den subcutanen Endgliedpanaritien 2—5 an der Fingerkuppe durch, während dies beim Daumenendgliedpanaritium die Regel ist.

Sitzt der Primarherd in der Nahe des Knochens, so besteht die Gefahr einer nachfolgenden Ostitis, welche ihrerseits zu einem Gelenkpanaritium führen kann (Abb. 24).

Der Durchbruch in die Sehnenscheide ist selten. Er kommt in erster Linie am Kleinfinger zur Beobachtung und kann hier zu der schweren Sehnensackphlegmone führen. Diese Möglichkeit muß bei Vorliegen eines subcutanen Panaritiums der Kleinfingerendphalange stets in Berücksichtigung gezogen werden. Eine direkte Infektion der Sehnenscheide bei zu tiefer Schnittführung wurde ebenfalls beobachtet. Bei ausreichender Betäubung und Vorgehen in Blutleere läßt sich ein solcher Zwischenfall wohl immer verhüten.

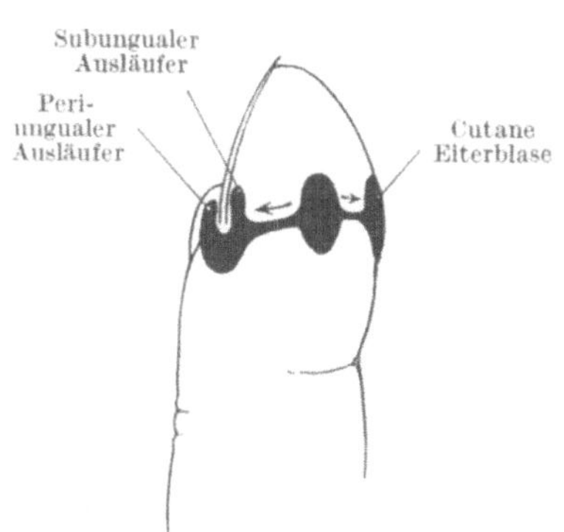

Abb. 23. Subcutanes Panaritium der Endphalange. Ausbreitungswege nach der Oberflache.

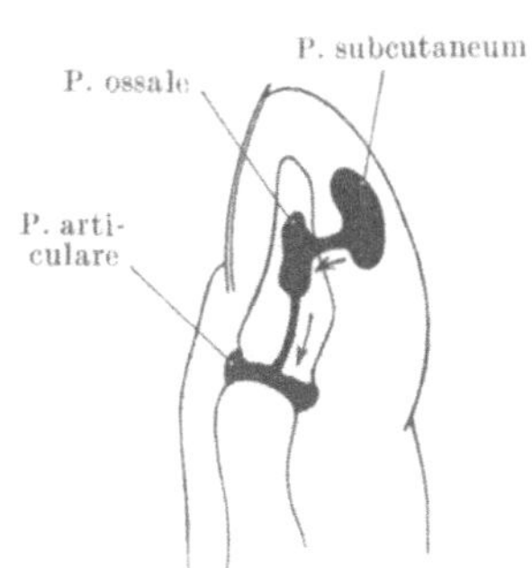

Abb. 24. Subcutanes Panaritium der Endphalange. Ausbreitungswege nach der Tiefe (Knochen und Gelenk).

Die Störungen, welche im Verlaufe eines zunächst harmlos aussehenden subcutanen Panaritiums entstehen können, sind genügend zahlreich und schwer, um dieser häufigen Entzündungsform volle Aufmerksamkeit zu schenken.

Erkennung: Ist die Endphalange gerötet und verdickt, so liegt zwangsläufig ein Panaritium vor. Zu entscheiden bleibt die Frage, ob es sich um ein subcutanes oder um ein Knochenpanaritium handelt. Eine auffallend starke kolbige Auftreibung der Endphalange und sehr heftige Schmerzen lassen in erster Linie an ein Knochenpanaritium denken. Praktisch liegen die Verhaltnisse so, daß in der Mehrzahl der Fälle die Frage, ob ein subcutanes oder ein ossäres Panaritium oder beides zusammen vorliegt, im Frühstadium erst durch den operativen Befund geklärt werden kann. Der Häufigkeit nach handelt es sich in der Regel um ein subcutanes Panaritium.

Behandlung.

Steht die Diagnose eines subcutanen Panaritiums sicher, so muß operiert werden. Jedes andere Vorgehen ist fehlerhaft.

Grundsätzlich abzulehnen ist die Eröffnung in der Mittellinie, denn sie schafft ungünstige Narbenverhältnisse. Ähnlich verhält es sich mit dem Hechtmaulschnitt bei den Endphalangenpanaritien 2—5. Die zweckmäßigste Schnittform ist der Kantenschnitt. Er verläuft längs der Seitenkante von der Mitte der Fingerkuppe bis nahe an die Gelenkfalte. Liegt bereits ein Durchbruch nach der Beugeseite hin vor, so wird der Herd gleichwohl von einem Seitenschnitt aus eröffnet. Die Durchbruchsstelle schließt sich hierauf rasch. An der Greiffläche bleibt eine kleine, nicht störende Narbe zurück. Aus kosmetischen Gründen erfolgt der Kantenschnitt am Zeigefinger an der ulnaren, am Kleinfinger an der radialen Seite.

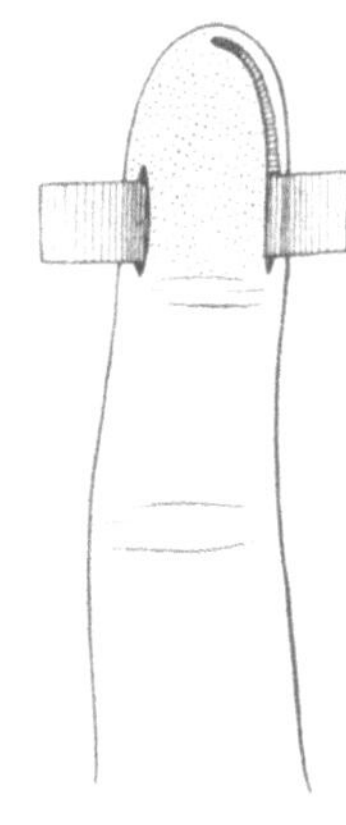

Abb. 25. Eröffnung und Ableitung des subcutanen Fingerendgliedpanaritiums.

Vorgehen: Basisanästhesie + Blutleere.

Nach Durchtrennung der Haut in der ganzen Ausdehnung der angegebenen Schnittlänge wird die Messerspitze bis unter die Haut der Gegenseite vorgestoßen und durch einen frontal verlaufenden Schnitt das subcutane Gewebe und damit die straffen Bindegewebszüge in der ganzen Ausdehnung der Endphalange durchtrennt. Mit einem kleinen, stumpfen Zweizinkerhaken wird der volare Lappen stark abgehoben und der nekrotische Gewebsteil, erkenntlich an der gelblich-grünen Farbe, mit Messer und Schere sorgfältig entfernt. Ein kleiner Gegenschnitt im proximalen Drittel der Endphalange ermöglicht das Durchführen eines 1 cm breiten Vaselin-Gummistreifens (Abb. 25).

Der endgültige Verband wird erst nach Abklingen der reaktiven Blutung angelegt. Die Ruhigstellung erfolgt durch eine volare Fingerschiene und durch ein Armtragetuch.

Nach 2—3 Tagen setzt eine eitrige Sekretion ein, welche 5—6 Tage anhält. Bei störungsfreiem Verlauf wird der erste Verbandwechsel nach 6 Tagen vorgenommen. Jedes Handbad ist unnötig. Läßt die Sekretion deutlich nach und wird in der Tiefe ein gesunder Granulationswall sichtbar, dann kann der Gummistreifen entfernt werden. In der Regel ist dies nach Ablauf einer Woche der Fall.

2. Subcutanes Panaritium der Daumenendphalange.

Von den übrigen Endphalangenpanaritien unterscheidet sich das Daumenpanaritium durch seine Entwicklung nach der Kuppe hin. Der Durchbruch erfolgt in der Regel an dieser Stelle, nur ausnahmsweise an der Beugeseite. Im Gegensatz zu den übrigen 4 Fingern ist eine Kuppenfistel des Daumens nicht etwa charakteristisch für ein Knochenpanaritium (Abb. 26).

Die Erkennung bietet keine Schwierigkeiten. Die Kuppe ist deutlich verlängert und zapfenförmig abgehoben, während der restliche Teil der Endphalange verdickt ist. Es kommt zu der in Abb. 26 wiedergegebenen, außerordentlich charakteristischen Formveränderung, welche die Diagnose ohne weiteres stellen läßt. Die zapfenförmige Abhebung der Fingerkuppe ist durch eine cutane Eiteransammlung bedingt. Wird die Decke entfernt, so stößt man im Frühstadium auf eine feine Öffnung, aus welcher sich auf Druck etwas Eiter aus der Tiefe entleert. In der Regel wird der Eingriff durch die Spaltung der Decke des subcutanen Eiterherdes abgeschlossen. Häufig hält aber die Eiterabsonderung an, die Schwellung der Endphalange geht nicht zurück. Auf Druck entleert sich aus einem doppelröhrigen Ausläufer etwas Eiter. Die Entzündung ist zu beiden Seiten des medianen Septums proximalwärts weitergekrochen. Ohne Spaltung des medianen Septums verzögert sich der Ausheilungsprozeß sehr stark. Findet sich in der Tiefe eine trockene Nekrose, so kann die eitrige Absonderung noch längere Zeit anhalten (Abb. 27).

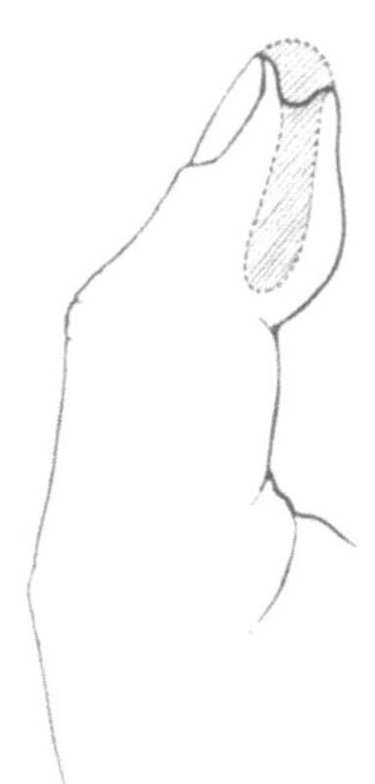

Abb. 26. Subcutanes Panaritium des Daumenendgliedes.

In einem fortgeschrittenen Stadium ist das mediane Septum zerstört, der volare Anteil der Endphalange in eine kraterförmige Eiterhöhle verwandelt. Die Scheidewand zwischen cutanem und subcutanem Herd ist ebenfalls zerstört (Abb. 28).

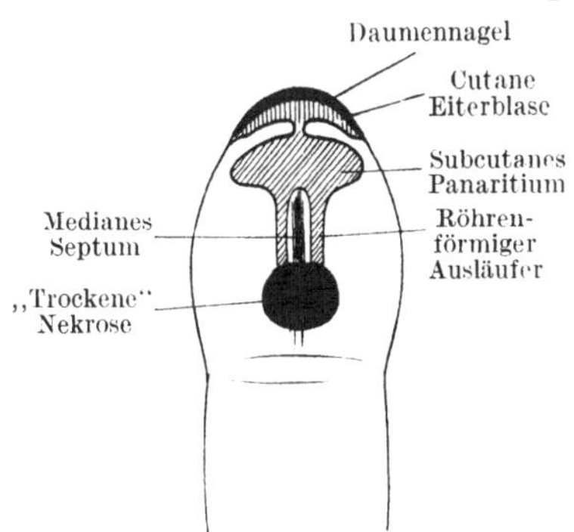

Abb. 27. Subcutanes Panaritium der Daumenendphalange.

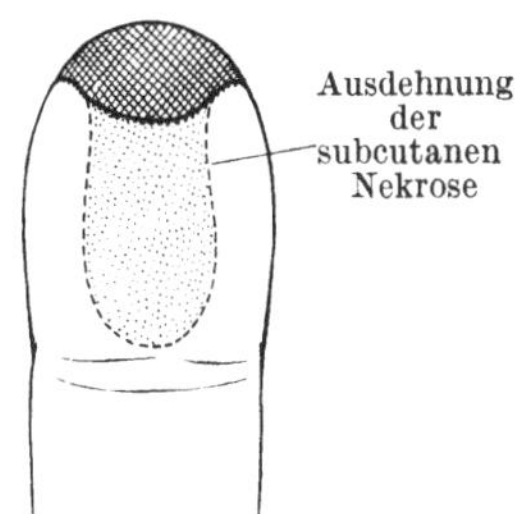

Abb. 28. „Krater"-Panaritium der Daumenendphalange. Das mediane Septum ist vollständig zerstort.

Behandlung.

Basisanästhesie + Blutleere. Findet sich nach der Entfernung der cutanen Eiterblase ein in die Tiefe führender Fistelgang, so muß das subcutane Gewebe breit gespalten und das mediane Septum vollständig durchtrennt werden. Die Schnittführung erfolgt in Form des Kantenschnittes von der Fistelöffnung bis zur Gelenkfalte. Der nekrotische Gewebsteil wird sorgfältig entfernt. Regelmäßig legt man einen Gegenschnitt an (Abb. 29). Läßt die Eiterabsonderung nicht bald nach, so war die Eröffnung ungenügend, oder es liegt ein Knochenpanaritium vor.

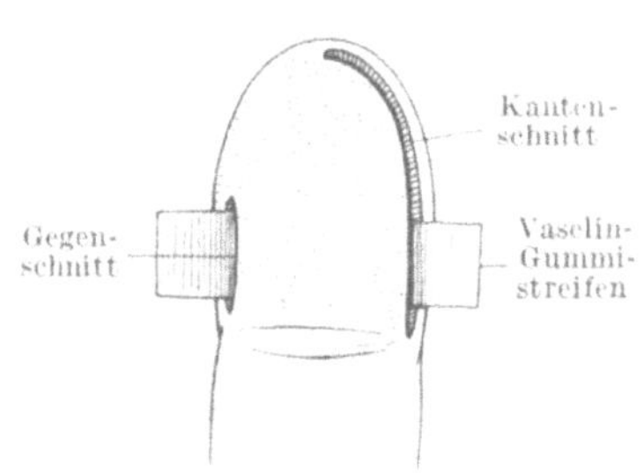

Abb. 29. Schnittführung und Ableitung des subcutanen Daumenendgliedpanaritiums.

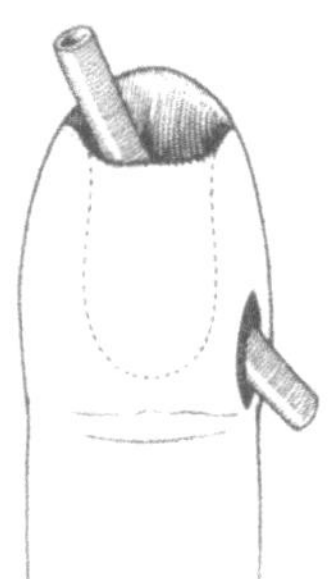

Abb. 30. Ableitung des „Krater"-Panaritiums.

Findet sich nach der Entfernung der cutanen Blasendecke eine kraterförmige Öffnung, so muß in jedem Falle an der ulnaren Kante des proximalen Phalangendrittels ein Gegenschnitt angelegt und ein

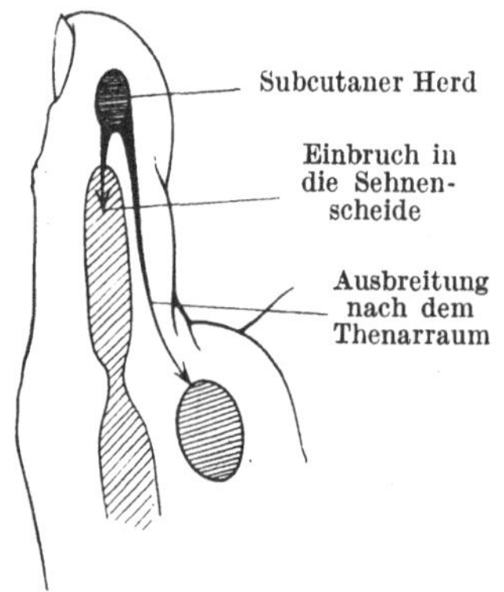

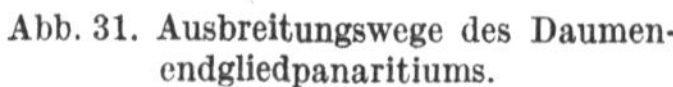

Abb. 31. Ausbreitungswege des Daumenendgliedpanaritiums.

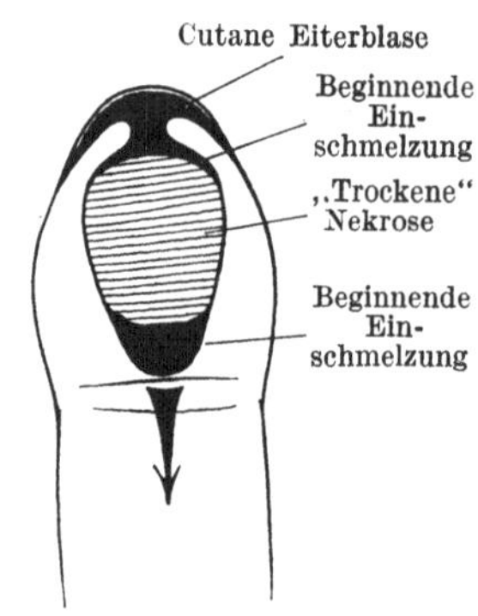

Abb. 32. Ausgedehnter nekrotischer Herd in der Subcutis mit beginnender Einschmelzung am proximalen und distalen Ende.

längsgespaltenes Gummiröhrchen durchgeführt werden (Abb. 30). Die ausschließliche Ableitung durch die distale Wundöffnung reicht in der Regel nicht aus. In jedem Falle wird die Ruhigstellung durch eine dorsale Drahtschiene vorgenommen, welche den Daumenballen umschließt (Abb. 90). Der erste Verbandwechsel erfolgt durchschnittlich nach 6 Tagen.

Der Endausgang eines solchen Kraterpanaritium ist stets gleichbedeutend mit einer weitgehenden Zerstörung und narbigen Umwandlung der Daumenkuppe.

Wird die rechtzeitige Eröffnung unterlassen und fehlt der entlastende Durchbruch nach der Kuppe hin, so kann es entweder zu einer Überwanderung der Entzündung in die Sehnenscheide kommen oder zu einer Infektion des Thenarraumes (Abb. 31).

Die beiden Störungen kommen hauptsächlich dann zur Beobachtung, wenn eine weit nach proximal reichende trockene Nekrose vorliegt und wenn die an der stammwärts gelegenen Seite der Nekrose auftretende Eiteransammlung keinen Abfluß nach außen findet (Abb. 32).

Jedes subcutane Panaritium der Daumenendphalange muß daher regelmäßig auf Druckschmerz im Bereich der Sehnenscheide und des Thenars untersucht werden. Geht der Daumen allmählich in Beugestellung über, klagt der Kranke über zunehmende Schmerzen und wird die passive Streckung sehr schmerzhaft, dann liegt eine Sehnenscheidenentzündung vor.

Die rechtzeitige und ausreichende Eröffnung des subcutanen Herdes und die vollkommene Ruhigstellung des Daumens verhindern mit weitgehender Sicherheit eine Ausbreitung nach dem Daumenballen oder nach der Sehnenscheide.

Die Versorgung dieser beiden Störungen wird in einem späteren Abschnitt besprochen.

3. Subcutanes Panaritium des Mittelgliedes.

Zeige- und Mittelfinger sind bevorzugt. Das Unterhautzellgewebe ist weniger straff angeordnet als beim Endglied. Aus diesem Grunde sind die Schmerzen nicht so ausgesprochen wie beim Endgliedpanaritium. Das Frühstadium der trockenen Nekrose kommt daher nur selten zur Beobachtung. Häufiger sieht der Arzt das Panaritium erstmals im Stadium der fortgeschrittenen Demarkation.

Ausbreitungswege: Ein Durchbruch nach der Mitte der Beugeseite wird beobachtet. Meist handelt es sich um den Weg, auf dem die Infektion ursprünglich in die Tiefe gedrungen ist. Häufiger nimmt der Eiter seinen Weg gleichzeitig nach distal und erreicht die Oberfläche an der 3 volaren Gelenkfalte. Die cutane Eiterblase an dieser Stelle ist außerordentlich charakteristisch für das subcutane Mittelgliedpanaritium. Wird der Zusammenhang nicht erkannt und an dieser Stelle eine Incision vorgenommen, so kann die an dieser Stelle unmittelbar unter der Haut liegende Sehnenscheide miteröffnet und infiziert werden. Zu dem subcutanen Panaritium gesellt sich jetzt die weit schwer wiegendere Sehnenscheideneiterung (Abb. 33 und 34).

Nur ausnahmsweise wird ein Übergreifen des subcutanen Prozesses auf den Knochen oder auf die 1. oder 3. Phalange beobachtet.

Erkennung: Ist eine kolbige Auftreibung des Mittelgliedes vorhanden und steht der Finger in Streckstellung, so liegt der Entzündungsherd mit Sicherheit im subcutanen Gewebe. Keine Schwierigkeiten macht die Diagnose ebenfalls in jenen Fällen, bei denen ein volarer Durchbruch in der Mittelpartie stattgefunden hat, oder eine cutane Eiterblase in der 3. Beugegelenksfalte sichtbar ist.

Schwieriger kann die Erkennung werden, wenn außer der kolbigen Auftreibung des Mittelgliedes eine ausgesprochene Beugestellung des Fingers vorhanden ist. Der Sondenversuch kann uns hier in der Diagnose weiterhelfen. Die ganze Beugeseite des Fingers und das zugehörige Metacarpusköpfchen werden mit dem Sondenknopf sorgfältig

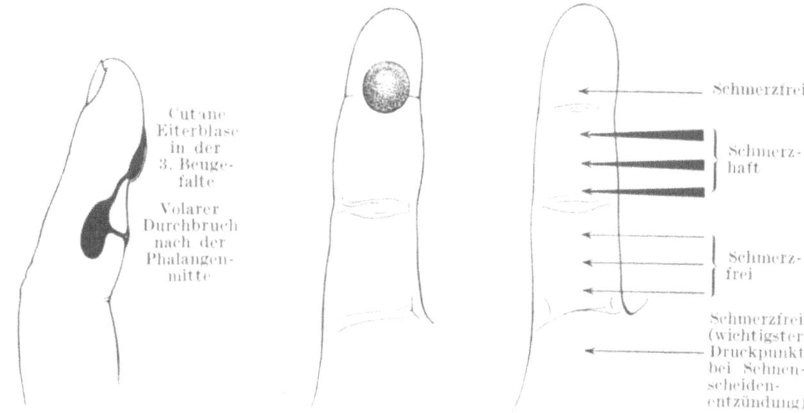

Abb. 33. Subcutanes Panaritium des Mittelgliedes. Ausbreitungswege.

Abb. 34. Cutane Eiterblase in der 3. Beugegelenkfalte bei subcutanem Panaritium des Mittelgliedes.

Abb. 35. Ausfall des Sondenversuches bei subcutanem Panaritium der Mittelphalange.

auf Druckschmerz abgetastet. Besteht eine ausschließlich subcutane Eiterung, so beschränkt sich der Druckschmerz auf das Mittelglied, während Grundglied und Metacarpusgegend frei sind. Ein ausgeprägter Druckschmerz an dieser Stelle läßt immer an eine Sehnenscheidenentzündung denken (Abb. 35).

Der Ausfall des passiven Streckversuches ergibt keinen eindeutigen Aufschluß über den Sitz der Entzündung. Bei subcutanem und bei tendinösem Sitz treten bei passivem Strecken ausgesprochene Schmerzen auf.

Behandlung.

In Basisanästhesie + Blutleere wird der Eiterherd von je einem seitlichen Längsschnitt aus angegangen. Der Schnitt wird auch dann seitlich angelegt, wenn bereits ein Durchbruch in der Mitte der Beugeseite stattgefunden hat, oder wenn eine cutane Eiterblase in der distalen Gelenksfalte vorhanden ist. In der Schnittführung hält man sich am besten an den Verlauf der Hautfalten (s. Abb. 36). Die Länge des Schnittes reicht genau von Gelenkfalte zu Gelenkfalte. Durch Einführen eines Kocherschiebers und Spreizen werden die beiden Schnittöffnungen miteinander verbunden. Eine Verletzungsgefahr der Sehnenscheide besteht bei diesem Vorgehen nicht. Wird jetzt der Finger in starke Beugestellung gebracht, so klaffen die Wundränder stark auseinander und man erhält einen guten Einblick in die Wunde.

Das weitere Vorgehen richtet sich nach dem Befunde. Eine trockene, grüne Nekrose muß sorgfältig mit Schere und Pinzette entfernt werden. Findet sich bei der Eröffnung reichlich Eiter, so stößt man in der Tiefe statt auf die grüne Nekrose auf den „gelben" Pfropf. Dieser läßt sich ohne Mühe entfernen.

Die Wundränder werden zurückgeschnitten, die beiden Schnittöffnungen durch einen Vaselin-Gummistreifen miteinander verbunden und der Finger durch eine volare Fingerschiene in mittlerer Beugestellung ruhiggestellt (Abb. 37).

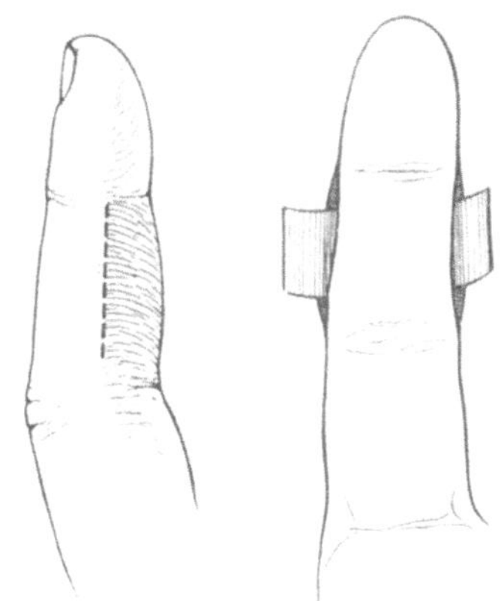

Abb. 36 Schnittführung an der Grenze der volaren Hautfalten.

Abb. 37. Ableitung des subcutanen Eiterherdes durch einen Vaselin-Gummistreifen.

4. Subcutanes Panaritium der Grundphalange.

Ohne rechtzeitige Eröffnung bricht der Eiter entweder in der Mitte der Beugeseite durch oder er nimmt seinen Weg längs der Lumbricalesscheiden in den Interdigitalraum der einen Seite. Von hier aus erfolgt ausnahmsweise eine Infektion des nächsten Interdigitalraumes und schließlich aller drei Logen. Von der Kommissuralloge geht der Eiter längs der Lumbricalissehne distalwärts auf das Unterhautgewebe der zugehörigen Grundphalange. Es besteht also die Möglichkeit, daß von einem subcutanen Panaritium der Grundphalange, auf dem Wege einer in querer Richtung fortschreitenden Interdigitalphlegmone, subcutane Panaritien der Grundphalangen aller Finger 2—5 auftreten (Abb. 38).

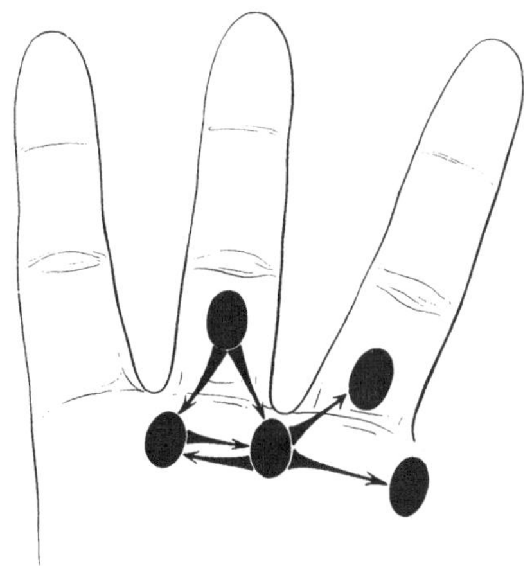

Abb. 38. Ausbreitungswege des subcutanen Grundgliedpanaritiums.

Ein Übergreifen auf die Sehnenscheide oder auf den Knochen und das Grundgelenk ist außerordentlich selten, ebenso ein Weiterkriechen der Infektion über den Interdigitalraum hinaus hohlhandwärts.

Die Erkennung bietet keine Schwierigkeiten. Stets ist auf die Mitbeteiligung des Interdigitalraumes zu achten. Die umschriebene Schwellung und der Druckschmerz im Bereich des Interdigitalraumes ermöglichen ohne weiteres die Diagnose der Kommissuralphlegmone.

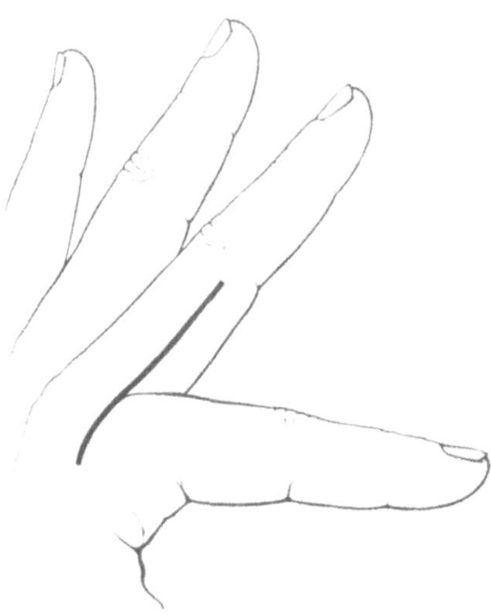

Abb. 39. Dorsale Verlängerung des Kantenschnittes bei gleichzeitiger Interdigitalphlegmone.

Behandlung.

Der Eingriff wird in Blutleere (Oberarm, bzw. Vorderarm) und in örtlicher Betäubung durchgeführt.

Je 5 ccm einer 0,5% Novocainlösung werden zu beiden Seiten des zugehörigen Metakarpalknochens vom Handrücken her gegen die Hohlhand hin eingespritzt (s. Abb. 3).

Das Panaritium der Grundphalange wird in der gleichen Weise eröffnet und versorgt wie dasjenige der Mittelphalange. Besteht gleichzeitig eine Interdigitalphlegmone, so muß der Phalangenschnitt der beteiligten Seite ohne Unterbruch auf den Handrücken fortgesetzt werden bis in die Nähe des Gelenkköpfchens. Von der Hohlhandseite erfolgt ein mit dem

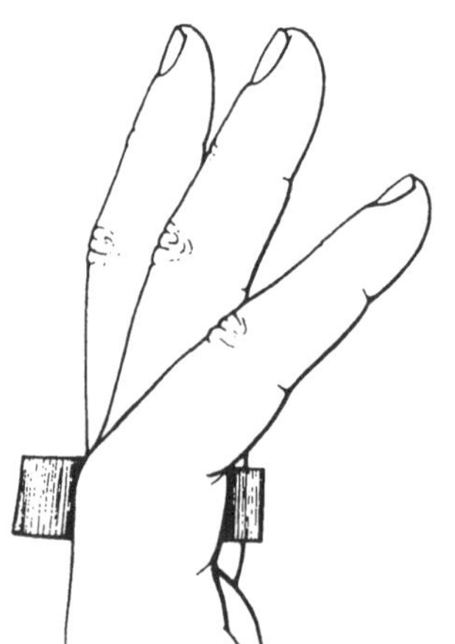

Abb. 40. Durchgehender Gummistreifen im Interdigitalraum.

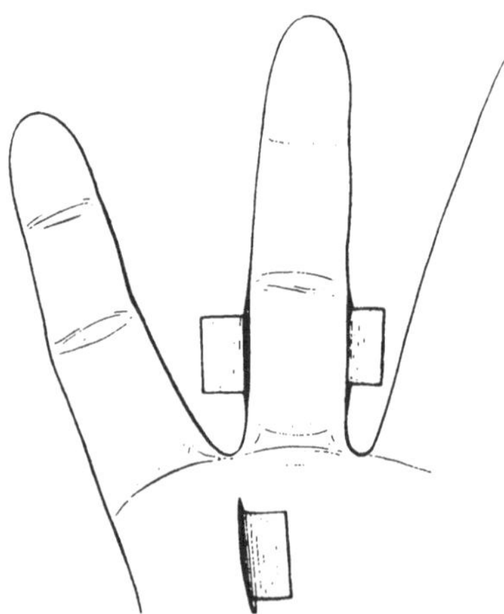

Abb. 41. Ableitung bei subcutanem Grundphalangenpanaritium und gleichzeitiger Interdigitalphlegmone.

Phalangenschnitt nicht in Verbindung stehender Gegenschnitt. Bei dieser Schnittführung bleibt die Schwimmhautfalte in einer genügend breiten Brücke erhalten. Durch die Schnittöffnungen werden Vaselin-Gummistreifen durchgeführt (Abb. 39, 40 und 41). Die Ruhigstellung erfolgt durch eine dorsale Finger-Handrückenschiene, wobei der Finger in mittlerer Beugung steht. Man rechnet durchschnittlich mit einer dreiwöchentlichen Heilungsdauer.

Übersicht.

Ausbreitungswege:

Endphalange 2–5 < volar: Mitte der Beugeseite.
dorsal: sub-, periungual, Knochen-Gelenk.

Endphalange 5 außerdem Einbruch in die Sehnenscheide.

Endphalange 1 < Kuppe. Sehnenscheide. Thenarraum.

Mittelphalange < volar: Beugefalte 3, Mitte der Beugefläche.
dorsal: Sehnenscheide, Knochen-Gelenk.

Grundphalange < handwärts: Interdigitalraum-Grundphalange des benachbarten Fingers.
dorsal: Sehnenscheide, Knochen-Gelenk.

Behandlung:

Endphalange 2–5: Kantenschnitt + Gegenschnitt + Gummistreifen + volare Fingerschiene. Exstirpation der „grünen" Nekrose.

Endphalange 1: Kantenschnitt + Gegenschnitt + Gummistreifen, bzw. halbiertes Gummiröhrchen + volare Daumenschiene.

Mittelphalange: Doppelter Kantenschnitt + Gummistreifen + volare Fingerschiene.

Grundphalange: Doppelter Kantenschnitt + Gummistreifen + dorsale Finger-Handrückenschiene.

Grundphalange + Interdigitalraum: Doppelter Kantenschnitt mit Fortsetzung des einen Schnittes handrückenwarts. Gummistreifen. Finger-Handrückenschiene.

5. Phlegmone des Handrückens.

Regelmäßig findet sich bei einer Handinfektion ein Ödem des Handrückens, und es ist die Frage zu entscheiden, ob sich unter der Schwellung Eiter verbirgt oder nicht. In der Regel handelt es sich um ein kollaterales Ödem, ausnahmsweise kann der Eiter im Verlaufe einer Sehnenscheidenentzündung der Hohlhand nach dem Handrücken durchbrechen und an dieser Stelle eine Eröffnung notwendig machen.

Fällt nach der ausreichenden Eröffnung eines Eiterherdes in der Hohlhand zunächst die Temperatur ab, um nach einigen Tagen wieder in die Höhe zu gehen, und nimmt gleichzeitig die Schwellung am Handrucken zu, dann handelt es sich um eine Ausbreitung der Entzündung nach dem subfascialen Raum des Handrückens. Eine Eröffnung ist angezeigt.

Ziemlich regelmäßig findet ein Übergang des Entzündungsprozesses nach dem Handrücken statt bei der Interdigitalphlegmone, so daß hier in jedem Falle ein Gegenschnitt angelegt werden muß.

In den übrigen Fällen von Handeiterung mit volarem Sitz wird man nur dann eine dorsale Incision vornehmen, wenn eine deutliche Fluktuation nachweisbar ist. Es ist eine alte Regel, daß der weniger Erfahrene durch die starke Schwellung des Handrückens dazu verleitet wird, auf dem Handrücken einzugehen, während er den primären Sitz der Entzündung in der Hohlhand zunächst übersieht.

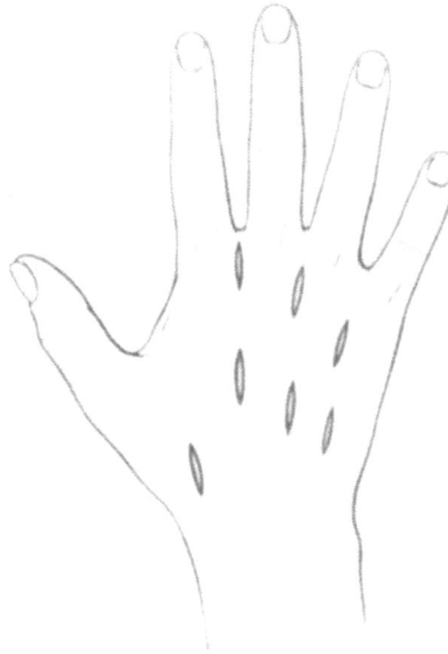

Abb. 42. Schnittführung bei der Handrückenphlegmone.

Die primäre Handrückenphlegmone nimmt ihren Ausgang häufig von einer kleinen vernachlässigten Wunde am Handrücken. Gefährlich sind vor allem die kleinen längsgestellten Schnittwunden, während bei den quergestellten die klaffenden Wundränder eine ausreichende Ableitung ermöglichen, auch wenn keine weitere Behandlung erfolgt.

Der Eiter geht unter der Fascie bis an die seitlichen Handränder und nach distal bis an die Schwimmhautfalten. Hier kann der Eiter durch die Fascienlücken nach außen durchbrechen. Ein Fortschreiten der Entzündung über das Handgelenk nach dem Vorderarm wird nicht beobachtet. Häufig lassen sich dagegen lymphangitische Stränge nachweisen. Die cubitalen Lymphdrüsen sind regelmäßig vergrößert. Die Ausbildung einer lymphangitischen Phlegmone am Oberarm ist keine Seltenheit.

Die Eröffnung erfolgt im Evipanrausch, ohne Blutleere. Weist eine Verletzung auf den Ausgangspunkt der Infektion hin, so wird zunächst an dieser Stelle eingegangen. Fehlt diese, so geht man an der Stelle des stärksten Druckschmerzes ein. Alle Schnitte werden in der Längsrichtung ausgeführt. Sie liegen in der Verlängerung der Interdigitallinien (Abb. 42). Von der ersten Schnittöffnung aus werden die Grenzen der Absceßhöhle festgestellt, und die Endpunkte durch Gegenschnitte eröffnet. Da die Schnittöffnungen nur ungenügend klaffen, ist eine Ableitung mit längsgespaltenen Gummidrains angezeigt.

Für die ersten 8 Tage wird eine volare Gipsschiene angelegt, welche von den Fingerspitzen bis zum Ellbogen reicht. Sobald die akuten Erscheinungen zurückgegangen sind, werden die Finger freigegeben. Die volare Gipsschiene kann nach durchschnittlich 3 Wochen weggelassen werden.

Trotz der oberflächlichen Lage der Phlegmone und der guten Ableitungsmöglichkeit benötigt die Heilung durchschnittlich 3—6 Wochen.

Handelt es sich um eine Handrückenphlegmone im Verlaufe eines Eiterprozesses im Mittelhohlhandraum, dann wird die von Kanavel angegebene volare Schnittführung (Abb. 103) im Interdigitalraum zwischen 3. und 4. Metacarpusköpfchen nach dem Handrücken fortgesetzt und hier ein Gegenschnitt vorgenommen. Die Ableitung erfolgt durch einen dorso-volar verlaufenden Gummistreifen.

Übersicht.

Ausbreitung:
distalwärts: Schwimmhautfalten. Durchbruchsstelle.
stammwärts: Lymphangitis. Lymphadenitis.

Behandlung: Längsgestellte kurze Schnitte, welche durch Gummiröhrchen miteinander in Verbindung stehen. Volare Gipsschiene, von den Fingerspitzen bis zum Ellbogen. Nach durchschnittlich 1 Woche Freigabe der Finger.

Hohlhandphlegmone + Handrückenphlegmone: Der volare Schnitt zwischen 3. und 4. Metacarpus wird nach dem Handrücken durchgeführt.

III. Sehnenscheiden.

1. Panaritium tendineum des 2. bis 4. Fingers.

Jedes Sehnenscheidenpanaritium ist von vornherein als schwere Erkrankung zu betrachten.

Der oft nachweisbare dauernde Funktionsausfall,
die häufig notwendige Exartikulation des erkrankten Fingers bei verschleppten Fällen,
der nicht seltene Durchbruch in die Hohlhand mit seinen schweren Folgen

belegen diese Ansicht zur Genüge. Jeder Arzt, der die Behandlung eines Sehnenscheidenpanaritiums übernimmt, muß sich dieser Tatsache bewußt sein.

Die Verlaufsform des P. tendineum ist durch die besondere Eigenart der anatomischen Verhältnisse bedingt.

Die Sehnenscheiden stellen ein vollkommen abgeschlossenes, durch Faserzüge aus der Palmaraponeurose und den Fasciculi transversi verstärktes, starres, fibröses Rohr dar. Über den Diaphysenabschnitten umschließt dieses Rohr die Sehnen sehr eng, während an den beiden Endpunkten und über dem Mittelgelenk sackförmige, dünnwandige Ausstülpungen bestehen.

Zu Beginn der Entzündung beschränkt sich der Exsudationsprozeß in der Regel auf einen Teilabschnitt der Sehnenscheide. Die ödematöse Quellung der Scheidenwand riegelt zunächst den engen Diaphysenteil ab. Als Folge des zunehmenden Innendruckes wird diese Abkammerung im weiteren Verlaufe gesprengt. Der Eiter sammelt sich jetzt da an, wo er am meisten Platz findet, in erster Linie im proximalen, sackförmig erweiterten Scheidenende (Abb. 43).

Teils als Folge des erhöhten mechanischen Innendruckes, teils durch den Quellungsdruck der Gewebe bedingt, tritt eine Verlegung der zarten Sehnengefäße ein, welche in kurzer Zeit die Nekrose der Sehne nach sich zieht. Hat die Sehnenscheide ihren spiegelnden Glanz verloren, so ist es in der Regel auch mit ihrer Lebensfähigkeit zu Ende.

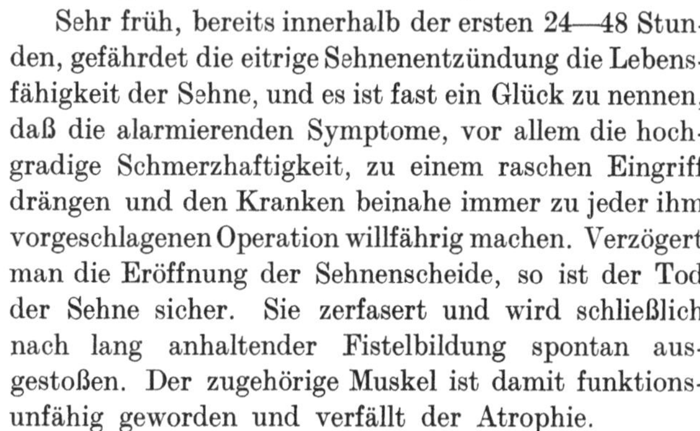

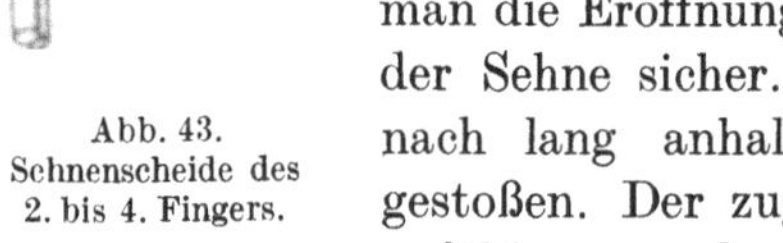

Abb. 43. Sehnenscheide des 2. bis 4. Fingers.

Sehr früh, bereits innerhalb der ersten 24—48 Stunden, gefährdet die eitrige Sehnenentzündung die Lebensfähigkeit der Sehne, und es ist fast ein Glück zu nennen, daß die alarmierenden Symptome, vor allem die hochgradige Schmerzhaftigkeit, zu einem raschen Eingriff drängen und den Kranken beinahe immer zu jeder ihm vorgeschlagenen Operation willfährig machen. Verzögert man die Eröffnung der Sehnenscheide, so ist der Tod der Sehne sicher. Sie zerfasert und wird schließlich nach lang anhaltender Fistelbildung spontan ausgestoßen. Der zugehörige Muskel ist damit funktionsunfähig geworden und verfällt der Atrophie.

Nach der Entstehung und nach der Prognose lassen sich unterscheiden:

a) Das primäre Sehnenscheidenpanaritium. Die Infektion der Sehnenscheide erfolgt durch eine direkte Verletzung. Meist handelt es sich um eine kleine, penetrierende Stichverletzung. Bei rechtzeitigem Eingriff beschränkt sich die Entzündung häufig auf ein Teilstück der Sehnenscheide. Die Prognose ist daher nicht ohne weiteres ungünstig.

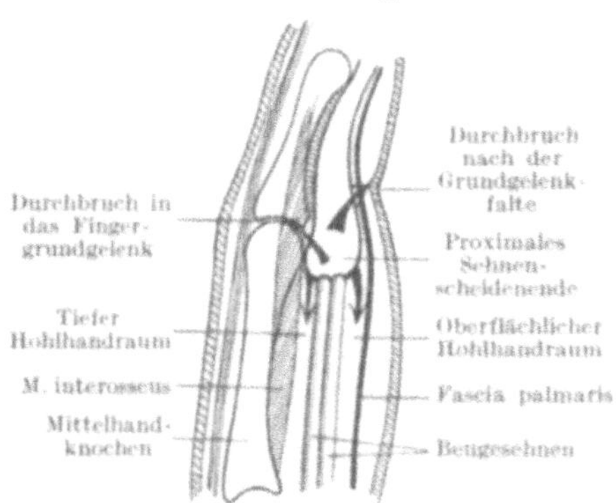

Abb. 44. Ausbreitungswege des Sehnenscheidenpanaritiums.

b) Das sekundäre Panaritium, bei subcutanen, Knochen- und Gelenkpanaritien. Die Mitbeteiligung der Sehne wird meist erst erkannt, wenn der Entzündungsprozeß die ganze Sehnenscheide ergriffen hat. Die Prognose in bezug auf die Erhaltungsmöglichkeit des Fingers ist in diesen Fällen immer zweifelhaft.

Ausbreitungswege des Sehnenscheidenpanaritiums.

Der Übergang der Entzündung auf die Umgebung erfolgt in der Regel vom proximalen Sehnenscheidenende aus. Hier findet sich die größte Eiteransammlung und die dünnste Wandstelle. Das lockere Fettgewebe der Umgebung läßt keinen weitgehenden mechanischen Schutz erwarten.

Die Durchbruchsstellen liegen entweder vorn, hinten oder seitlich (Abb. 44).

a) Der Durchbruch erfolgt nach vorn.

Der Eiter nimmt seinen Weg in distaler Richtung. In der Mitte der Grundgelenkbeugefalte bildet sich zunächst ein cutaner Absceß, und nach dessen Durchbruch nach außen die charakteristische Sehnenscheidenfistel.

Der Eiter nimmt seinen Weg hohlhandwärts. Die Entzündung breitet sich im prätendinösen Spatium weiter aus, es entsteht die oberflächliche Hohlhandphlegmone.

b) Die Durchbruchsstelle liegt an der Hinterseite der Sehne.

Die Entzündung geht entweder auf das Fingergrundgelenk über (P. articulare) oder sie setzt sich in den retrotendinösen Raum fort (tiefe Hohlhandphlegmone).

c) Die Durchbruchsstelle liegt seitlich.

Es bildet sich eine Interdigitalphlegmone, welche handrückenwärts durchbrechen kann.

Als Folge der entzündlich-thrombotischen Verlegung der Fingergefäße kommt ausnahmsweise eine Gangrän des Fingerendgliedes zur Beobachtung

Erkennung des Sehnenscheidenpanaritiums.

Die klassischen Zeichen der Sehnenscheidenentzündung sind:

1. Mittlere Beugestellung des erkrankten und der benachbarten Finger.

2. Äußerst starke Schmerzen bei passiven Streckversuchen.

3. Druckschmerz in der ganzen Ausdehnung der Sehnenscheide, besonders aber an ihrem proximalen Endpunkt, über dem Metacarpusköpfchen.

Keinem dieser Symptome kommt unbedingte Gültigkeit zu.

Die Beugestellung fehlt zu Beginn der Entzündung, wenn sich diese auf einen Teilabschnitt der Sehnenscheide beschränkt. Sie kann weiterhin fehlen, wenn der Scheideninhalt nicht mehr unter Druck steht, sei es, daß ein Durchbruch stattgefunden hat oder die Sehnenscheide an irgendeiner Stelle eröffnet wurde.

In der Regel tritt die Beugestellung 2—3 Tage nach Beginn der Entzündung auf. Sie ist der Ausdruck dafür, daß die Sehnenscheide in ihrer ganzen Ausdehnung befallen ist, und daß der Inhalt der Sehnenscheide unter Druck steht. Erfolgt ein Durchbruch, so geht der Finger wieder in Streckstellung oder in leichte Beugestellung über. Geht nur das Grundgelenk in Streckstellung über, während Mittel- und Endgelenk erneut eine deutliche Beugestellung einnehmen, so handelt es sich mit großer Wahrscheinlichkeit um einen hinteren Durchbruch in den retrodendinösen Raum mit Bildung einer tiefen Hohlhandphlegmone (Abb. 45 und 46).

Fehlt die zwangsmäßige Beugestellung, so fällt damit auch das zweite wichtige Zeichen der Sehnenscheidenentzündung, die Schmerzhaftigkeit passiver Streckversuche, dahin.

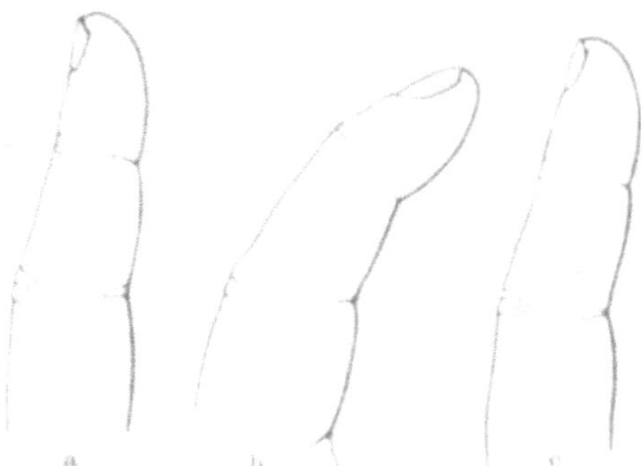

1—2 Tage 3—5 Tage 5 und mehr Tage

Abb. 45. Stellungsveränderungen des Fingers im Laufe der Sehnenentzündung. a Stellung zu Beginn der Entzündung (1—2 Tage). b Beugestellung auf der Höhe der Entzündung (3—5 Tage). c Fingerstellung nach erfolgtem Durchbruch der Entzündung durch die Sehnenscheide (5 und mehr Tage).

Wohl am zuverlässigsten ist das Ergebnis des bereits von Bergmann angegebenen Sondenversuches, der genauen Prüfung des Druckschmerzes im Verlaufe der Sehnenscheide. Beweisend ist allerdings nur ein ausgesprochener Druckschmerz mit vorwiegender Lokalisation über dem Metacarpusköpfchen.

Bei sehr empfindlichen Kranken kann auch dieses Vorgehen nicht immer mit Sicherheit verwertet werden.

Können die klassischen Zeichen der Sehnenscheideneiterung auch bei ausgesprochenen Fällen zum Teil fehlen, zum Teil nur angedeutet sein, so finden sich anderseits nichttendinöse Panaritien, welche eine Sehnenscheideneiterung vortäuschen. In Frage kommt vor allem das subcutane Panaritium der Mittelphalange. Der ganze Finger kann in Beugestellung stehen, jeder passive Streckversuch äußerst schmerzhaft sein. Der Sondenversuch ergibt wohl eine vorwiegende Lokalisation der Schmerzen über dem Mittelglied, doch sind auch End- und Grundglied, und die Gegend über dem Metacarpusköpfchen nicht immer frei. Man kann daher im Zweifel sein, ob es sich um ein subcutanes Panaritium der Mittelphalange handelt, oder um eine abgekammerte Sehnenscheidenentzündung, welche sich auf diesen Gliedabschnitt beschränkt. Die sichere Diagnose läßt sich in solchen Fällen nur stellen, wenn unter Blutleere schichtenweise präparierend vorgegangen wird. In der Regel wird man auf einen subcutanen Herd stoßen. Ein Sehnenscheidenpanaritium liegt regelmäßig dann vor, wenn in der Tiefe der Wunde ein Stück freie Sehne sichtbar wird. Die Sehnenscheideneiterung läßt sich somit nicht in jedem Falle ausschließlich aus dem klinischen Bilde erkennen. Eine genaue Untersuchung der Eintrittspforte in Blutleere und sicherer Betäubung ist in solchen Fällen immer angezeigt.

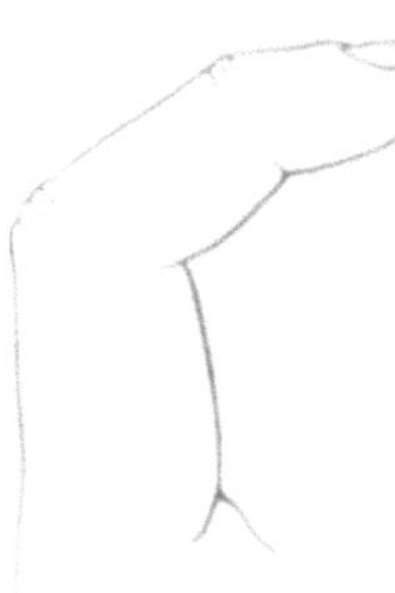

Abb. 46. Stellung der drei mittleren Finger nach Durchbruch der Sehnenscheidenentzündung in den tiefen Hohlhandraum: Streckstellung im Grundgelenk, Beugestellung im Mittel- und Endgelenk (Lumbricalissymptom).

Behandlung.

Jede Sehnenscheideneiterung muß sofort chirurgisch angegangen werden. Der chirurgische Eingriff kann seinen Zweck aber nur dann erfüllen, wenn in ausreichender Betäubung und Blutleere und mit guter Assistenz operiert wird. Fehlen diese Voraussetzungen, dann darf der Eingriff nicht ausgeführt werden. Der Fall muß an die zuständige Stelle überwiesen werden.

Betäubung: Evipanrausch oder Plexusanästhesie.

Blutleere: Bei muskelstarken Kranken am Oberarm, sonst am Vorderarm.

Schnittführungen: Die Zahl der angegebenen Schnittformen ist sehr groß. Über die Zweckmäßigkeit der seitlichen Schnittführung ist man sich heute einig, dagegen nicht über die Zahl und die Höhe der Schnitte. Allen gemeinsam ist die weitgehende Schonung der Sehne. Diese darf die Sehnenscheide nicht verlassen

Es ist bereits darauf hingewiesen worden, daß das proximale Ende der Sehnenscheide über dem Metacarpusköpfchen den gefährlichen Punkt bei der Sehnenscheideneiterung darstellt. An dieser Stelle sammelt sich der Eiter in erster Linie an, und von hier aus nehmen die schweren Komplikationen ihren Ausgang. Dieser Sehnenabschnitt muß daher vor allem freigelegt werden. Nach den bisherigen Erfahrungen kommt man mit dieser Schnittführung in der Regel zum Ziele.

Vorgehen im Einzelfalle:

A. Die Diagnose der Sehnenscheideneiterung steht fest.

1. Die Eintrittspforte ist sichtbar.

Diese wird zunächst freigelegt. Man geht von einem Kantenschnitt in der Ausdehnung der Gliedlänge, auf die Sehnenscheide ein und eröffnet diese an ihrem Übergang in das Periost.

Es ergeben sich folgende Moglichkeiten:

a) Aus der Sehnenscheide entleert sich nur leicht getrübte Flüssigkeit. Die Sehnen sind glatt und glänzend.

An der gegenuberliegenden Fingerkante wird ein Gegenschnitt angelegt, die beiden Schnittöffnungen subcutan miteinander verbunden, die Wundränder umschnitten und ein Gummistreifen durchgezogen.

Es folgt die Eröffnung des proximalen Sehnenscheidenendes. In der Verlängerung der Interdigitalfalten handwärts werden 2 parallel verlaufende, ungefahr 3 cm messende Schnitte gelegt. Ihre proximalen Endpunkte erreichen die Verbindungslinie zwischen Anfangsteil der Linea mensalis und Linea cephalica (Abb. 47). Die Hautränder werden sofort fensterförmig ausgeschnitten. Dann dringt man stumpf durch das Unterhautfettgewebe in die Tiefe und spaltet die Palmarfascie, soweit sie im proximalen Wundwinkel zu Gesicht kommt. Eine Verletzungsgefahr der Aa und Nn. digitalis volares communes besteht nicht, denn diese finden sich tiefer. Nach Einsetzen von 2 genügend tiefen Wundhäkchen kommen die beiden Beugesehnen und das sackförmige Ende der Sehnenscheide zum Vorschein. Der Sack wird seitlich durch einen 1 cm messenden Längsschnitt eröffnet.

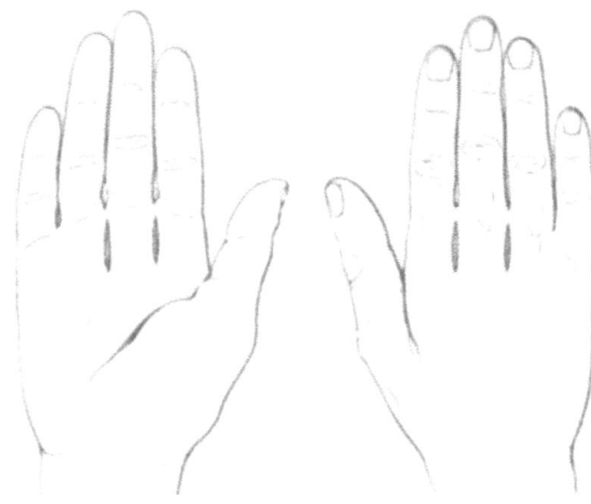

Abb. 47. Eröffnung der Sehnenscheide an ihrem proximalen Ende, über dem Metacarpusköpfchen. Dorsaler Gegenschnitt.

Es folgt der dorsale Gegenschnitt. Von der Volarseite her wird ein Kocherschieber nach dem Handrücken durchgestoßen und ein Gegenschnitt vorgenommen. Nach mehrmaligem Spreizen des Schiebers kann ohne Mühe ein Vaselin-Gummistreifen durchgeführt werden.

In der gleichen Weise muß die Sehnenscheide von der Gegenseite eröffnet werden. Die gleichzeitige Ableitung handrückenwärts verhindert eine Ausbreitung nach dem retrotendinösen und dem Interdigitalraum (Abb. 48, 49 und 50).

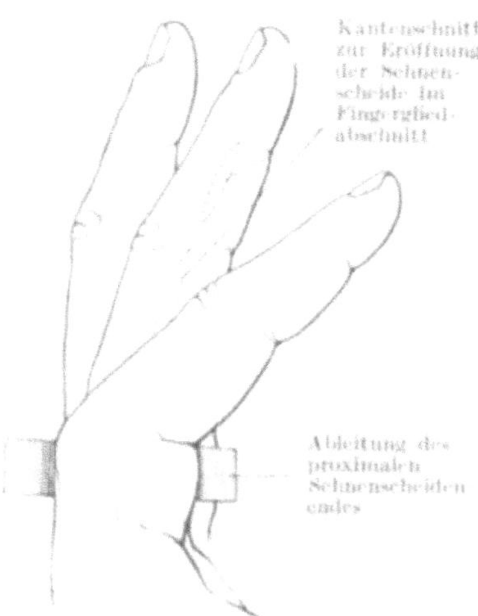

Abb. 48. Der dorsale Gegenschnitt ist ausgeführt, der Vaselin-Gummistreifen durchgezogen.

b) Abgang von Eiter. Die Sehnenoberfläche ist matt und leicht gelblich verfärbt. Die Sehne kann in der Regel erhalten werden. Man geht wie bei a) vor.

Treten im weiteren Verlaufe plötzlich starke Schmerzen auf, geht die Temperatur rasch in die Höhe und stellt sich vielleicht sogar ein leichter Schüttelfrost ein, dann ist eine akute Nekrose der Sehne eingetreten. In diesem Falle muß das Sehnenfach vollständig freigelegt werden (s. unter c).

c) Abgang von reichlich Eiter. Die Sehnen sind graugrün verfärbt, nekrotisch.

Auf die Sehnen muß keine Rücksicht mehr genommen werden. Die reichliche Eiterabsonderung erfordert eine *vollständige Freilegung des Sehnenfaches.* Die Fingermitte wird von der Basis der Endphalange bis über das Grundgelenk vollständig gespalten und die Wundöffnung locker mit einem Salbenlappen ausgelegt.

In keinem Falle dürfen die Sehnen an der Fingerbasis durchtrennt und entfernt werden, denn wir haben keine Anhaltspunkte dafür, daß der Sehnenrest bereits fest mit dem proximalen Ende der Sehnenscheide verwachsen ist. Zieht sich der Sehnenstumpf nach erfolgter Durchtrennung handwärts zurück, so entsteht mit Sicherheit eine schwere Entzündung des tiefen Hohlhandraumes. Noch gefährlicher ist das Hervorziehen und Kürzen der Sehnenstümpfe.

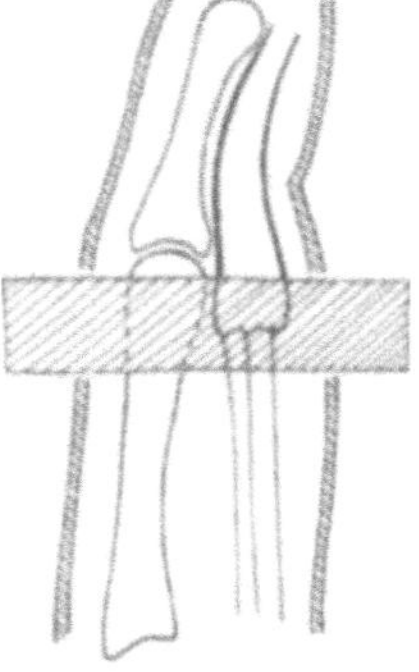

Abb. 49. Lage des Vaselin-Gummistreifens zum Sehnenscheidenende und zum tiefen Hohlhandraum

2. Eintrittspforte nicht sichtbar.

Die Sehnenscheide wird zunächst über dem Metacarpusköpfchen eröffnet. Das weitere Vorgehen richtet sich nach dem Befunde und in der unter A 1 angegebenen Weise.

B. Die Beteiligung der Sehnenscheide ist nicht sicher.

1. Die Eintrittspforte der Infektion ist sichtbar.

Diese wird von einem Kantenschnitt aus freigelegt. Durch sorgfältiges, schichtenweises Vordringen versucht man sich über den Sitz der Entzündung Klarheit zu verschaffen. Ein subcutaner Herd wird entfernt. Findet sich in der Tiefe ein freier Sehnenabschnitt, dann handelt es sich mit Sicherheit um eine Sehnenscheidenentzündung. Die Sehnenscheide wird längs gespalten, der Gegenschnitt gelegt, die Wundränder umschnitten und ein Gummistreifen durchgezogen.

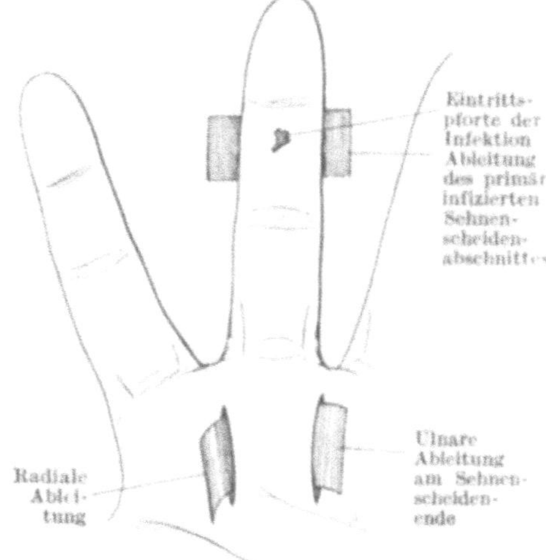

Abb. 50. Sehnenscheidenpanaritium mit bekannter Eintrittspforte. Der Eingriff ist beendigt

Es folgt die Eröffnung des proximalen Sehnenscheidenendes in der angegebenen Weise.

Läßt sich bei der Untersuchung der Eintrittspforte nicht mit Sicherheit feststellen, ob die Sehnenscheide beteiligt ist oder nicht, dann darf die Sehnenscheide an dieser Stelle nicht eröffnet werden. Dagegen wird der Gegenschnitt ausgeführt und ein Gummistreifen durchgezogen.

Es folgt die Eröffnung der Sehnenscheide an ihrem *proximalen* Ende. Handschuhe und Instrumente müssen gewechselt werden. Findet sich unsere Vermutungsdiagnose einer Sehnenscheidenentzündung bestätigt, so wird der dorsale Gegenschnitt ausgeführt und das Sehnenscheidenende ebenfalls an der gegenüberliegenden Seite des Metacarpusköpfchens gespalten. Die Ableitung erfolgt in der üblichen Weise durch 2 Gummistreifen.

Ist dagegen die Sehnenscheide frei, so läßt man die Wunde offen und bedeckt sie mit einem Salbenlappen.

2. Die Eintrittspforte der Infektion ist nicht sichtbar. Die Sehnenscheide wird an ihrem proximalen Ende in der beschriebenen Weise eröffnet. Das weitere Vorgehen richtet sich nach dem Befunde.

Ruhigstellung: Jede Sehnenscheidenentzündung muß durch eine dorsale Vorderarm-Handrückengipsschiene, in Verbindung mit einer dorsalen Fingerschiene ruhiggestellt werden. Solange Fieber besteht, hütet der Kranke das Bett. Der Arm wird auf eine Abduktionsschiene gelagert. Feuchte Verbände, oder sogar Handbäder sind unbedingt abzulehnen.

Nachbehandlung: Bei normalem Verlauf erfolgt der erste Verbandwechsel nach 6—8 Tagen.

War das Exsudat nur serös, so ist meist jeder Druckschmerz im Verlaufe der Sehnenscheide verschwunden. Die Gummistreifen werden entfernt. Beginn mit aktiven Bewegungsübungen.

Die gleich günstigen Verhältnisse können sich bei der eitrigen Sehnenscheidenentzündung vorfinden. Ist die Entzündung vollständig abgeklungen, so werden die Gummistreifen entfernt. Dagegen bleibt die Ruhigstellung des erkrankten Fingers durch eine dorsale Handrücken-Fingerschiene für weitere 2—3 Wochen aufrechterhalten. Mit den aktiven Bewegungsübungen der übrigen Finger, des Ellbogen- und Schultergelenkes kann sofort begonnen werden.

Hält die starke Eiterabsonderung auch nach Ablauf einer Woche immer noch an, dann muß mit dem Tode der Sehne gerechnet werden. Die reichliche Eiterbildung ist der Ausdruck einer fortschreitenden Nekrose und Abgrenzung der Sehne. Treten erneut Temperatursteigerungen auf, nimmt die Schwellung des Fingers zu und klagt der Kranke über Schmerzen, *dann muß die Sehnenscheide durch einen Mittelschnitt in ihrer ganzen Ausdehnung gespalten werden.* Die Sehne wird nicht abgetragen. Die weitere vollständige Ruhigstellung erfolgt durch die dorsale Vorderarm-Handrücken-Fingerschiene.

War die Sehne bereits bei der ersten Besichtigung graugrün verfärbt, oder läßt sich der Tod im weiteren Verlaufe feststellen, so wird nach Ablauf von 2 Wochen die Schiene entfernt, und der Finger im Grundgelenk abgesetzt. Die Sehnen werden in der gleichen Höhe durchtrennt, *ohne daß man sie vorzieht.* Die Wunde wird offen gelassen. Beginn mit aktiven Bewegungsübungen.

Bei eitriger Sehnenscheidenentzündung muß stets mit der Möglichkeit des Durchbruches nach dem Fingergrundgelenk oder nach der Hohlhand gerechnet werden.

Der Durchbruch wird begünstigt durch:

1. Ungenügende Ruhigstellung.
2. Förderung der eitrigen Einschmelzung der Sehne durch feuchte Umschläge, Handbäder, Heißluft, Stauung.
3. Ungenügende Eröffnung der Sehnenscheide bei abgestorbener Sehne. Der reichlich gebildete Eiter findet keinen genügenden Abfluß nach außen, so daß er hohlhandwärts durchbricht.

Treten im Verlaufe einer bereits eröffneten Sehnenscheidenentzündung erneut starke Schmerzen auf, steigt die Temperatur an, dann ist entweder der Tod der Sehne eingetreten, oder der Eiter ist nach der Hohlhand durchgebrochen. Finger und Hohlhand müssen sofort genau untersucht werden, wobei die Schiene zunächst liegenbleibt. Gibt der Kranke einen deutlichen Druckschmerz in der Hohlhandmitte an und läßt sich eine leichte Auftreibung feststellen, dann ist die Ausbildung einer Hohlhandphlegmone wahrscheinlich.

Vorgehen: Im Vordergrund steht jetzt die Sorge um die Verhütung einer Weiterausbreitung der Entzündung in der Hohlhand, denn die frühzeitige Lähmung der Mm. lumbricales führt zu einem dauernden Funktionsausfall der drei mittleren Finger.

Der ursprunglich erkrankte Finger ist ohnehin verloren. *Er wird daher sofort im Grundgelenk abgesetzt.* Gleichzeitig muß auch das Metacarpusköpfchen mitentfernt werden, um eine völlig freie Ableitung des tiefen und oberflächlichen Hohlhandraumes zu gewährleisten. Die Sehnen werden auf der Höhe des Grundgelenkes durchtrennt, aber nicht vorgezogen. Die Wunde bleibt offen.

Der Kranke erhält für die nächsten 8 Tage eine dorsale Gipsschiene, die vom Ellbogen bis zu den Fingerspitzen reicht und alle übrigen 4 Finger in der funktionellen Stellung ruhigstellt. Nach Ablauf einer Woche können die Finger in der Regel freigegeben werden. Die Vorderarm-Handrückenschiene bleibt für weitere 3 Wochen liegen. Mit den aktiven Bewegungsübungen wird sofort nach Abklingen der akuten Entzündungserscheinungen begonnen.

Treten im Verlaufe einer Sehnenscheideneiterung Anzeichen eines Durchbruches nach dem Fingergrundgelenk auf, so ist ebenfalls eine baldige Absetzung des Fingers angezeigt.

Übersicht.

Ausbreitungswege: nach vorn: Sehnenscheidenfistel über der volaren Grundgelenkfalte.
hohlhandwarts: oberflächliche, tiefe Hohlhandphlegmone.
seitlich: Interdigitalphlegmone.
nach hinten: < Fingergrundgelenk, tiefer Hohlhandraum.

Behandlung:

A. Die Diagnose der Sehnenscheideneiterung steht fest.

1. Eintrittspforte sichtbar. Beidseitiger Kantenschnitt an der betreffenden Fingerphalange. Eröffnung der Scheide.
   a) Aus der Scheide entleert sich leicht getrübte Flüssigkeit, Sehnen glatt und glänzend. Eröffnung der Sehnenscheide über dem Metacarpusköpfchen. Dorsaler Gegenschnitt.
   b) Eitriger Sehnenscheideninhalt, Sehnenoberfläche matt und leicht verfärbt. Vorgehen wie bei a).
   c) Eitriger Sehnenscheideninhalt, Sehne graugrün verfärbt. Vollständige Spaltung der Scheide durch einen Mittelschnitt. Sehne nicht abtragen.
2. Eintrittspforte nicht sichtbar. Eröffnung der Scheide zu beiden Seiten des zugehörigen Metacarpusköpfchens. Weiteres Vorgehen wie bei 1.

B. Die Beteiligung der Sehnenscheide ist nicht sicher.

1. Eintrittspforte der Infektion sichtbar. Diese wird zunächst von einem Kantenschnitt aus freigelegt. Wenn Infektion der Scheide, Gegenschnitt an der anderen Kante, Spaltung der Sehnenscheide. Weitere Eröffnung zu beiden Seiten des zugehörigen Metacarpusköpfchens. Dorsaler Gegenschnitt.

   Läßt die Wunduntersuchung nicht mit Sicherheit eine Beteiligung der Scheide feststellen, so darf sie an dieser Stelle nicht eröffnet werden. Handschuhe und Instrumente wechseln und zu beiden Seiten des Metacarpusköpfchens eingehen. Im übrigen wie A. 1.
2. Eintrittspforte nicht sichtbar.

   Eröffnung zunächst am Metacarpusköpfchen. Sonst wie A. 1.

Sehne abgestorben: Absetzung des Fingers im Grundgelenk nach 2 Wochen. Wunde offen lassen.

Sehnenscheidenentzündung + Hohlhandphlegmone: Absetzen des Fingers im Grundgelenk und Entfernung des Metacarpusköpfchens.

Sehnenscheidenentzündung + Panaritium des Fingergrundgelenkes: Absetzen des Fingers im Grundgelenk.

Ruhigstellung: Jede Sehnenscheideneiterung muß durch eine dorsale Vorderarm-Handrückenschiene in fester Verbindung mit einer dorsalen Fingerschiene ruhiggestellt werden. Solange Fieber, Bettruhe und Abduktionsschiene.

Fehlerhaft sind:

1. Ungenügende Ruhigstellung.
2. Förderung der eitrigen Einschmelzung durch feuchte Umschläge, Handbäder, Heißluft, Stauung.
3. Ungenügende Eröffnung der Sehnenscheide bei abgestorbener Sehne.
4. Vorziehen und Kürzen der Sehnenstümpfe.

2. Die Sehnensackphlegmone der Hohlhand.

Anatomie: Die Beugesehnen werden im Karpalkanal von Sehnenscheiden umgeben, welche in der Regel einen ulnaren und einen radialen Sack bilden. Der ulnare Sack umschließt die Sehnen der gemeinsamen Beuger (Mm. flexor digit. subl. et prof.). Eine Verbindung mit den Vaginae digitorum 2—4 besteht meistens nicht. Der radiale Sack umgibt die Sehne des M. flexor poll. longus und reicht bis an die Insertion der Sehne an der Basis der Endphalange des Daumens. Zwischen den beiden Sehnensäcken eingeschaltet findet sich nicht selten ein dritter, welcher die Sehne des M. flexor carpi radialis umschließt und bis zur Insertion dieser Sehne an der Basis des Metacarpus 2 reicht. Stammwärts gehen die Sehnensäcke 2—3 cm über das Lig. carpi transversum hinaus (Abb. 51 und 52).

Es hat keinen praktischen Wert, auf alle Möglichkeiten einzugehen, welche die Sehnensäcke in ihrem Verhalten zeigen können. Ob diese oder jene Form der Sackausbildung vorliegt, läßt sich nicht zum voraus bestimmen und ist für unser Vorgehen auch in keiner Weise ausschlaggebend.

Daß das verschiedene Verhalten der Sehnensäcke nicht von so großer praktischer Bedeutung ist, wie allgemein angenommen wird, geht auch aus der Erfahrung hervor, daß allen Sehnensackeiterungen gemeinsame charakteristische Verlaufsmerkmale eigen sind. Diese zu kennen, ist in erster Linie wichtig, nicht die zahlreichen Variationsmöglichkeiten im Verhalten der Sehnensäcke.

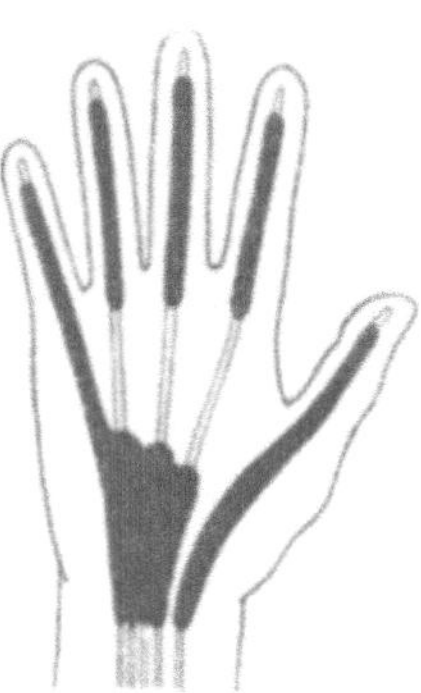

Abb. 51. Häufigste Anordnung der Sehnenscheiden und Sehnensäcke.

Liegt eine Sehnensackeiterung vor, so können sich im weiteren Verlaufe alle überhaupt denkbaren Störungen einstellen, so auch eine gekreuzte, sog. V-Phlegmone. Diese braucht in jenen Fällen nicht aufzutreten, in denen die anatomischen Voraussetzungen eines Übergreifens ohne weiteres gegeben sind. Anderseits kommt eine gekreuzte Phlegmone zur Beobachtung, wenn die anatomischen Verhältnisse ein Übergreifen der Entzündung scheinbar unmöglich machen.

Zu Unrecht wird immer wieder auf die V-Phlegmone hingewiesen. Bereits im anatomischen Unterricht wird uns dieser Begriff eingeprägt, und er bleibt in der Vorstellung vieler Ärzte als wichtigste eitrige Entzündungsform der Hand für alle Zeit haften. Nur selten werden sich aber die Kenntnisse der V-Phlegmone über die anatomische Vorstellung hinaus erweitern, denn der Arzt bekommt diese Entzündungsform kaum je zu Gesicht. Und trotzdem ist die V-Phlegmone beinahe zu einem geflügelten Worte geworden. Vielleicht handelt es sich um eine Fehlleitung unseres Wissens als Folge einer guten Wortprägung. Weit wichtiger sind die Kenntnisse über die oberflächliche und tiefe Hohlhandphlegmone. Die richtige Erkennung und Behandlung dieser beiden Entzündungsformen werden aber erst dann möglich sein, wenn wir uns von der Vorstellung frei machen, daß die V-Phlegmone die häufigste und wichtigste Form der Handeiterung ist.

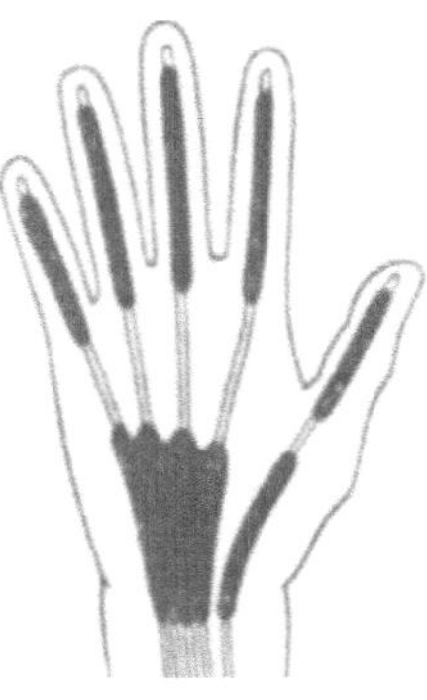

Abb. 52. Die Sehnenscheiden des Daumens und Kleinfingers sind von ihren Sehnensäcken abgetrennt.

Für den praktischen Arzt genügt es zu wissen, daß die Entzündung von einem Sehnensack auf den anderen übergreifen kann, daß also stets auch die Gegenseite genau untersucht werden muß. Die genaueren anatomischen Verhältnisse lassen sich nur bei der Operation feststellen.

Die Sehnensackphlegmone entsteht:

1. Durch eine unmittelbare Verletzung der Sehnenscheide in ihrem Verlaufe.

2. Von einem subcutanen Panaritium des Daumens oder Kleinfingers aus.

3. Durch den Einbruch einer Hohlhandphlegmone in den ulnaren oder radialen Sack oder in beide.

Praktisch gibt es keine Form der volaren Handeiterung, die nicht in ihrem weiteren Verlaufe zu einer Mitbeteiligung der Sehnensäcke führen kann.

Die beiden häufigsten Verletzungen, welche zu einer Sehnensackeiterung führen, sind die offenen Verletzungen des Daumen- und Kleinfingerendgliedes. Meist handelt es sich um Quetschrißwunden, welche für Infektionen einen besonders günstigen Boden abgeben. Wird in solchen Fällen ein primärer Wundverschluß vorgenommen ohne vorausgehende genaue Wundrandausschneidung, oder der Wundverschluß nach Ablauf des primären Wundstadiums ausgeführt, so besteht die Gefahr einer Sehnensackinfektion. Der Arzt muß sich auch genau bewußt sein, daß die Exartikulation des Daumen- oder Zeigefingerendgliedes regelmäßig die Sehnenscheide eröffnet (Abb. 53).

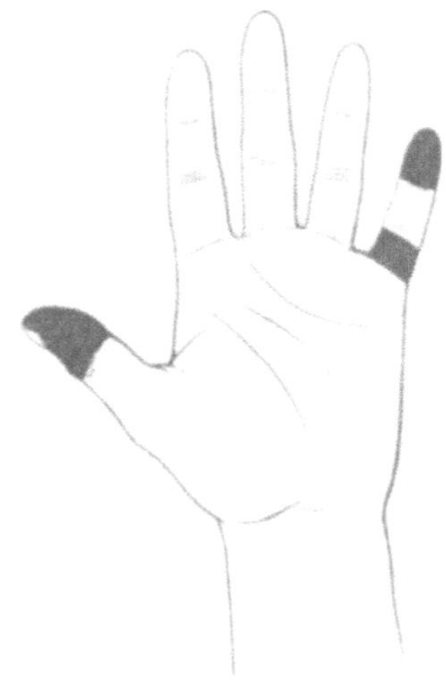

Abb. 53.
Die drei häufigsten Verletzungsstellen der Daumen- und Kleinfingersehnenscheide.

Sehnendurchtrennungen der Kleinfingerbeugeseite, besonders über dem Grundgelenk, spielen in der Entstehung der ulnaren Sehnensackphlegmone eine nicht unwichtige Rolle. Eine ungenügende Versorgung oder der Versuch einer Wundbehandlung mit untauglichen Mitteln sind häufig mitverantwortlich an dem Ausgang.

Die Naht der Kleinfingerbeugesehne sollte vom praktischen Arzte grundsätzlich nicht ausgeführt werden, denn sie verlangt Voraussetzungen, welche in der Allgemeinpraxis nur schwer zu erfüllen sind. Der Arzt wird sich um so eher zu einem Verzicht entschließen, als Beugesehnennaht nur selten operative Lorbeeren ernten läßt. Sie gibt sogar in geübten Händen nur 10—20% befriedigende Resultate.

Der radiale Sehnensack ist in seinem Daumenabschnitt vorwiegend durch Stichverletzungen gefährdet. Sie lassen sich ohne weiteres aus der Zangenstellung des Daumens erklären. Nicht selten erfolgt eine Eröffnung der Sehnenscheide bei der typischen Beilhiebverletzung des Daumens. Dieser wird von der dorsalen Seite her in schräger Richtung durchtrennt, wobei der Schnitt über den Knochen hinaus in die Beugesehne geht.

In hohem Maße gefährdet werden die Sehnensäcke, wenn bei der Exartikulation infizierter Finger die Sehnenstümpfe vorgezogen und gekürzt werden. Die Sehnenscheide wird von dem sich zurückziehenden Sehnenstumpf aus infiziert.

Die Ausbreitungswege der Sehnensackeiterung sind praktisch unbeschränkt. Jede Form der Handeiterung kann sich im Verlaufe einer Sehnensackphlegmone einstellen (Abb 54).

Ihrer Häufigkeit nach finden sich vorwiegend folgende Ausbreitungswege:

1. Der Eiter bricht am proximalen Sackende durch und geht zwischen M. flexor digit. prof. einerseits, M. pronator quadratus, Lig. interosseum und den beiden Vorderarmknochen anderseits auf den Vorderarm (Paronascher Raum).

2. Durchbruch in das Handgelenk.

3. Übergang von einem Sehnensack in den anderen, häufiger vom radialen in den ulnaren.

4. Vom ulnaren Sack geht die Entzündung auf die Sehnenscheide des 4. Fingers.

5. Durchbruch nach der Hohlhand, und von hier über den Interdigitalraum nach dem Handrücken.

6. Einbruch in den Thenarraum.

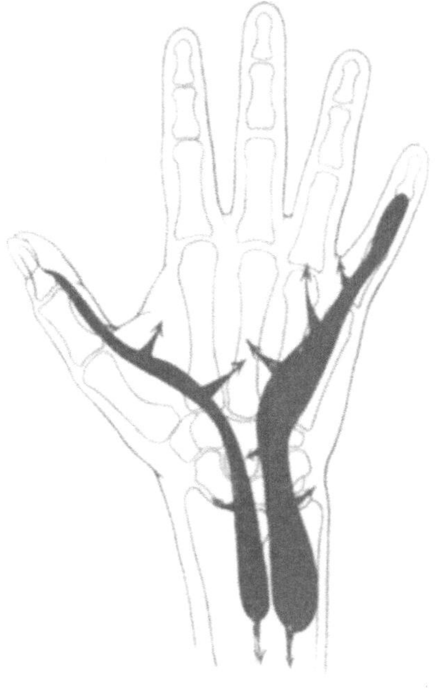

Abb. 54.
Ausbreitungswege der Sehnensackeiterungen

Erkennung der Sehnensackphlegmone:

Schwellung, Schmerzen auf Druck und bei passiven Streckversuchen der Finger und Feststellung der Finger in mittlerer Beugestellung sind die zuverlässigsten Kennzeichen.

Schwellung: Diese läßt in der Regel die Hohlhandmitte frei, während die befallene Handhälfte und vor allem der Handrücken eine oft sehr ausgesprochene Schwellung aufweisen. Das Übergreifen der Schwellung auf die volare Fläche des Vorderarmes ist immer auf eine Sehnensackeiterung verdächtig.

Druckschmerz: Durch einen schwachen Sondendruck und mit genügender Geduld versuchen wir zunächst die Ausdehnung des Entzündungsprozesses abzugrenzen. Bezeichnend ist der außerordentlich heftige und in der ganzen Ausdehnung der Sehnenscheide auftretende Schmerz bei stärkerem Sondendruck im Verlaufe der Sehnenscheide. Besonders empfindliche Druckstellen finden sich bei der ulnaren Phlegmone über dem Metacarpusköpfchen V und dem Hypothenar, bei der radialen im Thenargebiet.

Feststellung der Finger in mittlerer Beugestellung. Handelt es sich um eine radiale Sehnensackeiterung, dann steht der Daumen in Beugestellung, während die übrigen 4 Finger ziemlich frei sind. Die umgekehrte Beobachtung findet sich bei der Entzündung des ulnaren Sackes (Abb. 55 und 56).

Die fixierte Beugestellung ist außerordentlich charakteristisch für die Sehnenscheideneiterung, sie kann aber fehlen. Sobald der Sehnensack durchbrochen ist und eine Entlastung stattgefunden hat, geht die Beugestellung zurück. Die passiven Streckversuche sind jetzt weniger schmerzhaft. *Fehlt also die Beugestellung des Daumens oder der 4 übrigen Finger, so spricht dies nicht gegen das Vorhandensein einer Sehnenscheidenphlegmone.*

Bei Endgliedverletzungen des Daumens oder des Kleinfingers und breiter Eröffnung der Sehnenscheide gehen die Finger überhaupt nie in eine richtige Beugestellung, wenn der Eiter einen Ausweg nach außen findet.

Ein weiteres wichtiges Kennzeichen ist der Nachweis eines kleinen oberflächlichen Abscesses etwa 3 Querfinger stammwärts von der volaren Handgelenksfalte, ebenso der Nachweis einer tiefen Fluktuation im distalen Vorderarmdrittel.

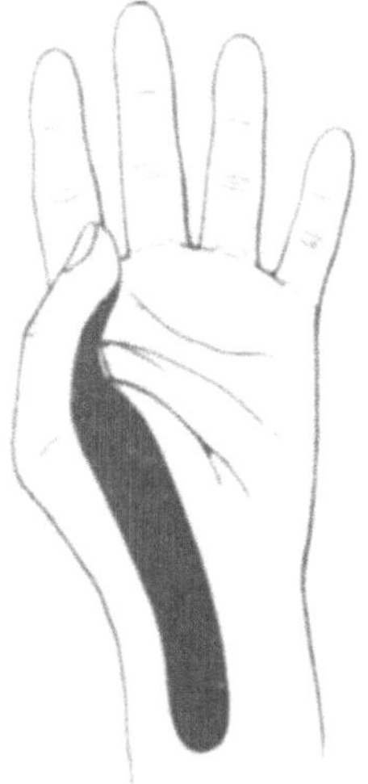

Abb. 55. Radiale Sehnensackphlegmone. Zone des Druckschmerzes. Daumen in Beugestellung.

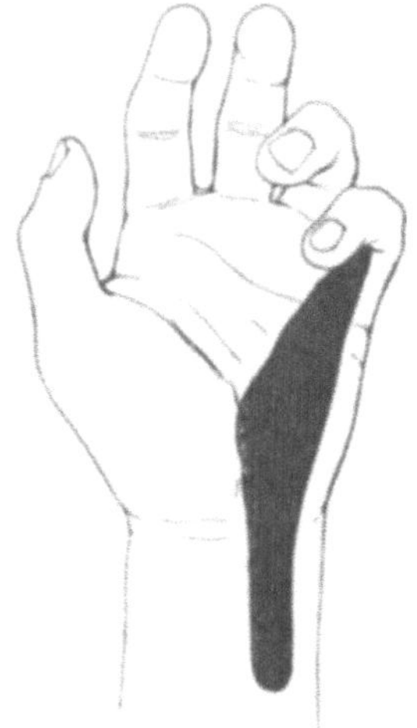

Abb. 56. Ulnare Sehnensackphlegmone. Zone des Druckschmerzes. Klein- und Mittelfinger in starker Beugestellung.

Die Durchbruchsstelle der oberflächlichen Hohlhandphlegmone findet sich näher dem Handgelenk, diejenige der tiefen weiter vorderarmwärts. Ausnahmsweise bricht auch die Sehnensackphlegmone an dieser Stelle nach außen durch.

Die Infektion der Sehnenscheide kann sich zunächst auf den unmittelbar beteiligten Fingerabschnitt beschränken. Der Gliedabschnitt des Sehnensackes steht nicht regelmäßig in unmittelbarer Verbindung mit dem eigentlichen Sack, oder es besteht eine Enge, die sich durch das entzündliche Ödem frühzeitig schließt. An einen Übergang in den eigentlichen Sehnensack müssen wir dann denken, wenn plötzlich erneut sehr starke Schmerzen auftreten, und diese mit einer deutlichen Störung des Allgemeinbefindens und einem starken Anstieg der Körpertemperatur verbunden sind. Die rasch nachfolgenden örtlichen Veränderungen bestätigen unsere Vermutungsdiagnose.

Behandlung.

Allgemeinbetäubung und Blutleere sind unerläßliche Voraussetzung einer erfolgreichen Behandlung. Die Blutleere soll am Oberarm vorgenommen werden, denn wir sind nie sicher, ob die Entzündung nicht bereits auf den Vorderarm übergegriffen hat.

Steht die Diagnose einer Sehnensackphlegmone fest, dann muß sofort operiert werden. Jede konservative Behandlung bedeutet einen nicht mehr gut zu machenden Zeitverlust. Ein Eingriff ist auch dann bereits angezeigt, wenn der begründete Verdacht auf eine Sehnensackeiterung besteht. Dazu gehört der Nachweis eines deutlichen Druckschmerzes an der volaren Seite des distalen Vorderarmdrittels.

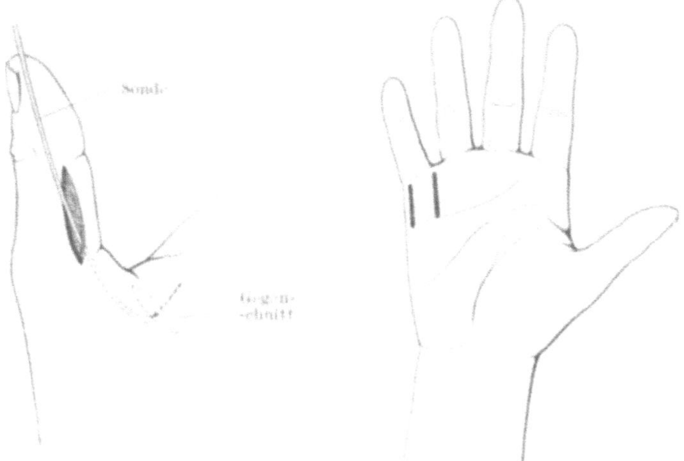

Abb. 57. Eroffnung der Sehnenscheide des Daumens. Der radiale Sehnensack ist frei

Abb 58 Eroffnung der Kleinfingersehnenscheide Der ulnare Sehnensack ist frei.

A. Die Entzündung beschränkt sich auf den Daumen oder Kleinfinger.

a) Daumen: Die Sehnenscheide wird in der ganzen Ausdehnung der Grundphalange durch je einen seitlichen Längsschnitt eröffnet. Mit einer dünnen, biegsamen Sonde geht man hierauf vorsichtig im Sehnenscheidenkanal handwärts und stellt das proximale Ende der Sehnenscheide fest. Oberhalb des Sondenknopfes wird ein Gegenschnitt ausgeführt und die Sehnenscheide an dieser Stelle eröffnet. Der Schnitt darf das Sondenende nicht erreichen, sonst besteht die Gefahr, daß der Sehnensack eröffnet und infiziert wird. Ein schmaler, mit Vaseline bestrichener Gazestreifen sichert hier die Ableitung, während an der Grundphalange die ovaläre Ausschneidung der Hautränder genügt (Abb. 57).

b) Kleinfinger: Das Vorgehen ist das gleiche wie bei den Sehnenscheideneiterungen des 2. bis 4. Fingers. Die Sehnenscheide wird an ihrem proximalen Ende durch je einen Längsschnitt seitlich am Metacarpusköpfchen eröffnet. Von der Handrückenseite her werden Gegenschnitte gelegt und durch Gummistreifen untereinander verbunden.

Auch der Schnitt an der ulnaren Kante des Metacarpusköpfchens muß nach dorsal durch einen Gegenschnitt vervollständigt werden (Abb. 58).

Nicht in jedem Falle besteht eine sichere anatomische Abgrenzung des Fingerabschnittes vom karpalen Sehnensack. Es muß also stets mit der Möglichkeit gerechnet werden, daß die Entzündung im weiteren Verlaufe handwärts fortschreitet. Eine frühzeitige und ausreichende Eröffnung der Sehnenscheide allein kann den Durchbruch in den Sehnensack nicht immer verhüten. Diese Maßnahme wirkt sich nur dann voll aus, wenn gleichzeitig eine vollkommene und möglichst nicht unterbrochene Ruhigstellung des Hand-Fingerabschnittes vorgenommen wird. Sie darf in keinem Falle von Sehnenscheidenentzündung unterlassen werden.

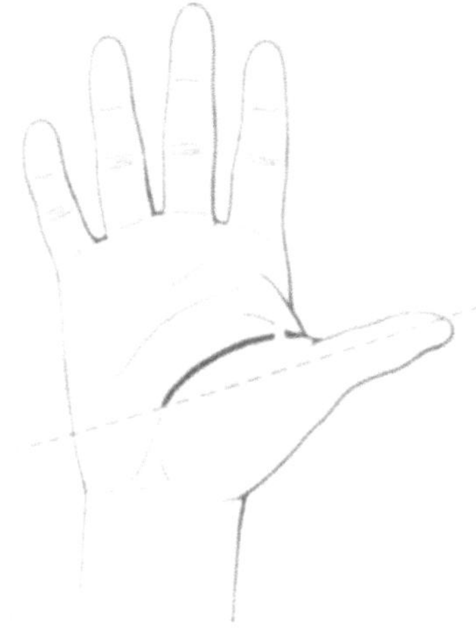

Abb. 59. Eröffnung des radialen Sehnensackes im Bereich des Thenarabschnittes. Endpunkt auf der Höhe der verlängerten Daumenachse (Schonung des Medianusastes für den M. opponens poll.).

B. Phlegmone des radialen Sehnensackes.

a) Die Infektion geht vom Daumen aus. Die Sehnenscheide wird an 3 Stellen eröffnet: über dem Daumengrundglied, im Thenarabschnitt und im distalen Vorderarmanteil.

b) Die Infektion geht nicht vom Daumen aus. Eröffnung des Sehnensackes im Thenarabschnitt und am Vorderarm. Greift die Entzündung im weiteren Verlaufe auf die Sehnenscheide des Daumens über, so wird die Scheide über dem Grundglied eröffnet.

a) Die Infektion geht vom Daumen aus.

1. Versorgung der primären Eintrittspforte. Handelt es sich um die häufig als Ursache in Frage kommende Quetschrißwunde der Daumenkuppe, so werden hier zunächst übersichtliche Wundverhältnisse geschaffen. Alles abgestorbene Gewebe wird entfernt und ein breiter Zugang zu der eröffneten Sehnenscheide hergestellt. Besteht dagegen ein subcutanes Panaritium an der Endgliedbasis, so wird der halbe Kantenschnitt angelegt, mit einem Gegenschnitt von der anderen Kante her, unter Wahrung einer seitlichen Brücke im distalen Drittel. Das ganze Endglied wird in der frontalen Ebene gespalten, wie früher angegeben wurde. Die Ableitung erfolgt durch einen vaselinierten Gummistreifen. Findet sich als Eintrittspforte der Infektion nur eine Einstichstelle, so wird der betreffende Phalangenabschnitt durch je einen Kantenschnitt eröffnet, die häufig nachweisbare subcutane Nekrose vollständig entfernt und die Sehnenscheide gespalten.

2. Eröffnung der Sehnenscheide über dem Daumengrundglied. Sie wird durch je einen Kantenschnitt am Übergang ins Periost gespalten und die Wundränder umschnitten.

3. Eröffnung der Sehnenscheide im Thenarabschnitt. Die Sehnenscheide verläuft hier in der Tiefe, auf dem M. adductor pollicis. Der Hautschnitt geht von der Mitte des Daumengrundgelenkes in einem distal leicht konvexen Bogen um den Thenar herum und endigt am Schnittpunkt mit der Achsenlinie des stark abgespreizten Fingers (Abb. 59). Die Verletzung der Nn. digitales volares proprii poll. n. mediani kann auf diese Weise mit Sicherheit vermieden werden. Diese Nervenäste müssen unbedingt geschont werden, denn die Funktion vor allem des M. opponens pollicis ist ebenso wichtig wie die Erhaltung der langen Beugesehne des Daumens.

Das Auffinden der Sehnenscheide bereitet keine Schwierigkeiten, wenn von der radialen Öffnung der Sehnenscheide am Grundglied eine dünne, biegsame Sonde thenarwärts eingeführt wird.

Durch einen locker eingeführten Vaselin-Vioformgazestreifen wird der Wundkanal offen gehalten.

4. Eröffnung des radialen Sehnensackes im distalen Vorderarmabschnitt.

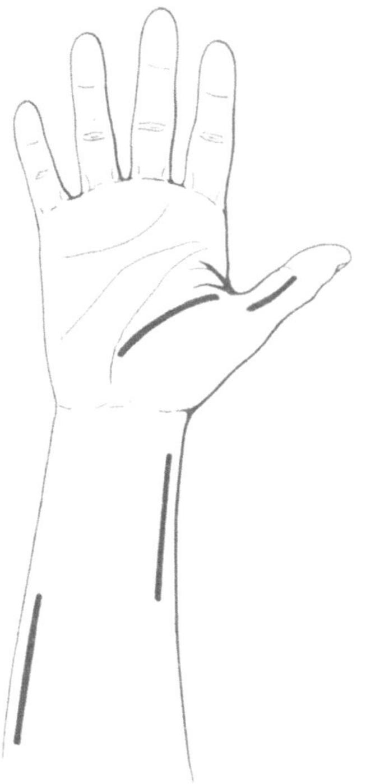

Abb. 60. Schnittfuhrung bei der radialen Sehnensackphlegmone mit Durchbruch nach dem Vorderarm.

Der Hautschnitt wird direkt an die seitliche Radiuskante gelegt. Er endigt 3 cm stammwärts vom Griffelfortsatz und ist 10 cm lang. Das Unterhautfettgewebe muß sorgfaltig abgeschoben werden, um eine Verletzung des Ramus dorsalis n. radialis zu vermeiden. Die Längsspaltung der oberflachlichen Vorderarmfascie legt die Sehne des M. brachioradialis frei. Die Sehne wird nach volar abgeschoben, wodurch die Fasern des M. pollicis long. sichtbar werden. Genau am Radius entlang dringt man teils stumpf, teils scharf in die Tiefe und hebt den M. flexor pollicis volarwarts ab. Nach dorsal erscheint der M. pronator quadratus, welcher den Boden des Paronaschen Raumes bildet (Abb. 60—66).

Es ergeben sich jetzt folgende Möglichkeiten:

1. Sofort nach der Ablösung des M. flexor pollicis long. entleert sich Eiter. Der Sehnensack ist bereits durchbrochen. Der Eiter wird entfernt, die Durchbruchsstelle im Sehnensack erweitert.

Der Eiter muß ellbogenwärts verfolgt werden. In der Mitte des Vorderarmes, unmittelbar an der volaren Kante der Elle, legt man einen 5 cm langen Schnitt, tastet die von unten eingeführte Kornzange

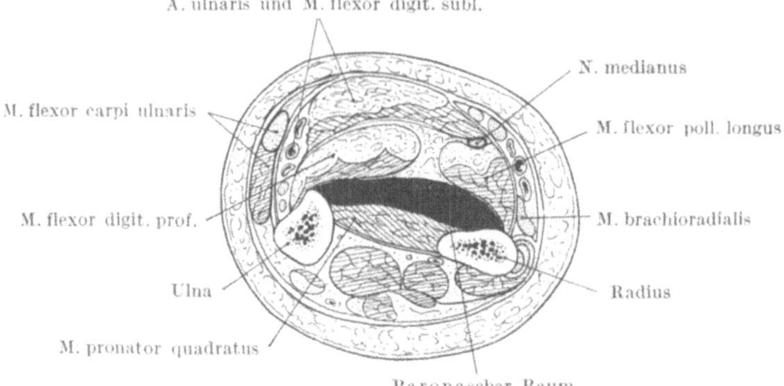

Abb. 61. Der Eiter ist in den Paronaschen Raum durchgebrochen. Anatomische Verhältnisse unmittelbar stammwärts vom Handgelenk.

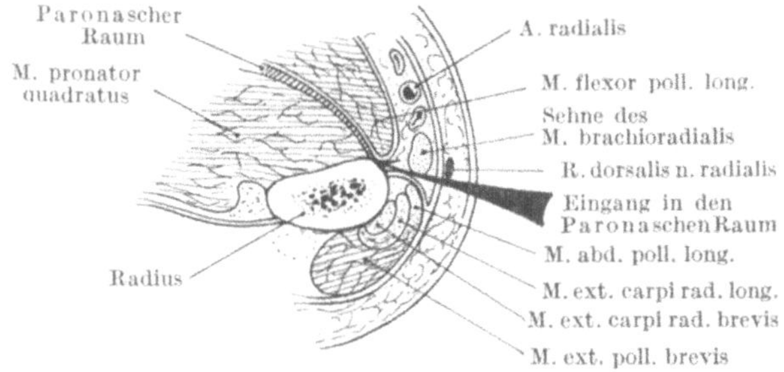

Abb. 62. Zugang zum Paronaschen Raum von der radialen Seite her.

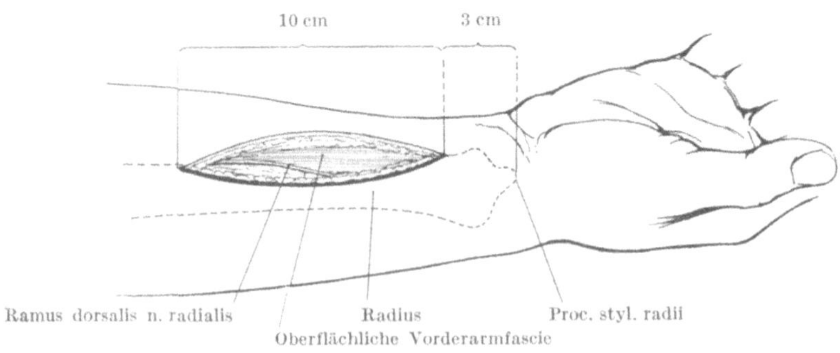

Abb. 63. Hautschnittführung zur Eröffnung des Paronaschen Raumes von der radialen Seite her

ab und dringt auf diese ein. Bei diesem Vorgehen gelangt man immer in den richtigen Spaltraum. Der Eiter liegt entweder unmittelbar auf der Membrana interossea, oder er hat seinen Sitz weiter vorn, zwischen den Mm. flexor digit. prof., subl. und carpi radialis. Beide

Logen können gleichzeitig Eiter enthalten und um den M. flexor digit. prof. herum miteinander in Verbindung stehen (Abb. 67).

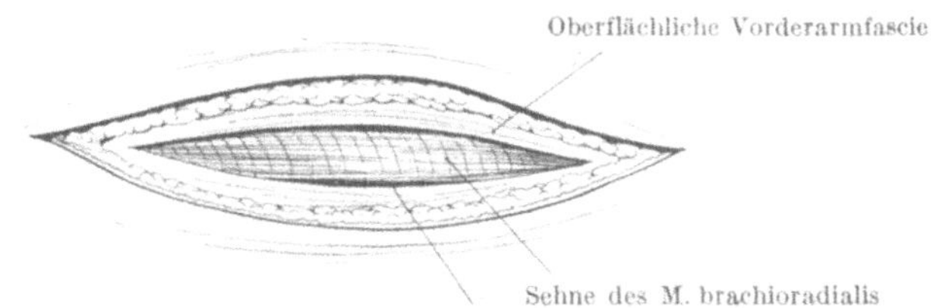

Abb. 64. Die oberflächliche Vorderarmfascie ist gespalten, die Sehne des M. brachioradialis liegt frei.

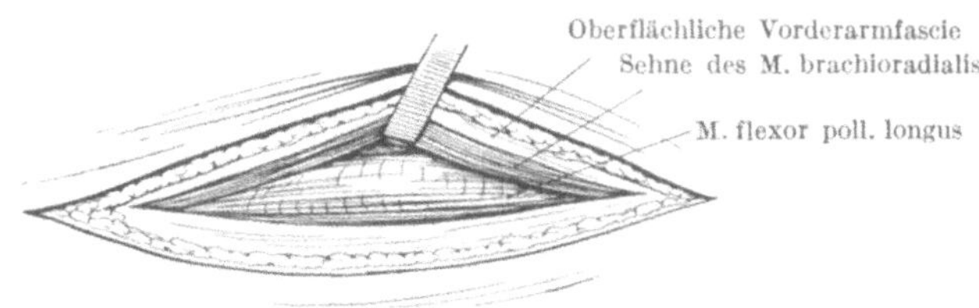

Abb. 65. Die Sehne des M. brachioradialis ist abgehoben, der M. flexor poll. longus liegt frei.

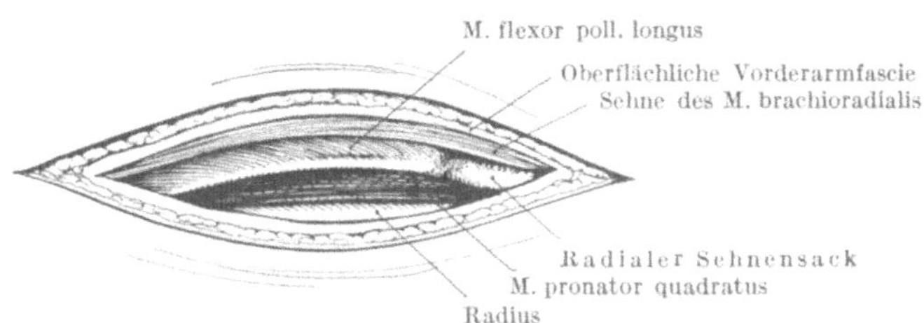

Abb. 66. Der radiale Sehnensack ist sichtbar.

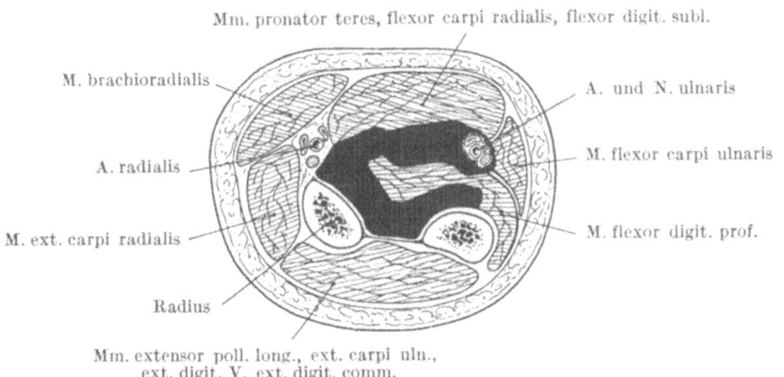

Abb. 67. Lage des Eiters in der Mitte des Vorderarmes (nach Kanavel).

2. Der Paronasche Raum ist noch frei, dagegen findet sich ein prall gefüllter Sehnensack. Er wird breit eröffnet.

3. Der Paronasche Raum ist frei, der Sehnensack weder sicht- noch fühlbar. In diesem Falle handelt es sich um einen kurzen Sehnensack, der den proximalen Rand des Lig. carpi volare nicht oder nur wenig überragt. Durch ein vorsichtiges allmähliches Einführen des Zeigefingers handwärts kann man vielfach den prall gefüllten Sehnensack abtasten und mit einer Flügelsonde eröffnen. Zweckmäßig wird gleichzeitig auf den Daumenballen ein Druck ausgeübt, so daß das Sackende etwas höher tritt. Kommt man auch auf diese Weise nicht zum Ziele, so wird von der palmaren Incision aus eine dünne Sonde in die Scheide eingeführt und bis an das Sackende vorgeschoben. Der von der Vorderarmöffnung eingeführte Zeigefinger stellt das Sondenende fest.

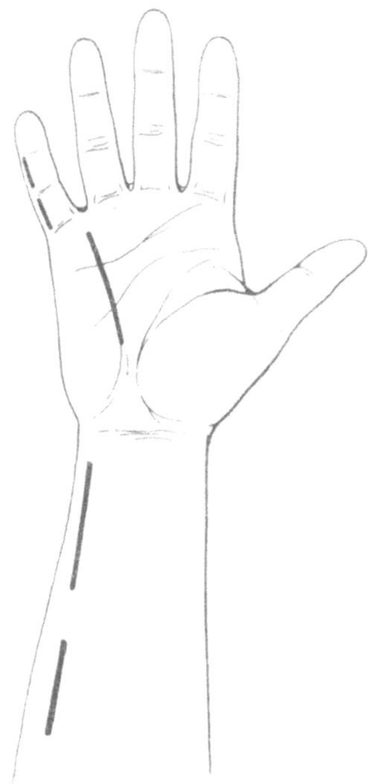
Abb. 68. Schnittfuhrung bei der ulnaren Sehnensackphlegmone mit Durchbruch nach dem Vorderarm.

Die Wundhöhle wird durch einen Vaselin-Gazestreifen locker ausgelegt.

b) Die Infektion geht nicht vom Daumen aus.

Ist die Eintrittspforte sichtbar, so muß diese zunächst versorgt werden. Dem Wundkanal entlang gelangt man allmählich auf die Sehnenscheide und spaltet diese in der oben angegebenen Weise im Thenarabschnitt.

Ist die Eintrittspforte nicht sichtbar, dann wird zunächst der Thenarabschnitt eröffnet, hierauf der Sehnensack am distalen Vorderarmabschnitt.

C. Phlegmone des ulnaren Sehnensackes.

a) Die Infektion geht vom Kleinfinger aus.

1. Versorgung der primären Eintrittspforte. Die Schaffung guter Abflußverhältnisse steht im Vordergrund.

2. Eröffnung der Sehnenscheide über dem Mittel- und Grundglied des Kleinfingers durch je eine seitliche Schnittführung an der ulnaren Kante.

3. Eröffnung der Sehnenscheide im Hypothenarabschnitt. Der Hautschnitt beginnt in der Mitte des Metacarpusköpfchens V, verläuft gegen den Haken des Os hamatum und endigt 2 Querfinger distal von diesem. Der Arcus vol. sup. wird unterbunden.

Über dem Metacarpusköpfchen bietet das Auffinden der Sehnenscheide keine Schwierigkeiten. Sie wird zunächst an dieser Stelle eröffnet, eine dünne Sonde eingeführt, und auf dieser die Scheide in der ganzen Ausdehnung des Hautschnittes gespalten. Das Wundgebiet wird locker mit Vaselin-Gazestreifen ausgelegt.

4. Eröffnung des Sehnensackes im distalen Vorderarmabschnitt. Der Hautschnitt beginnt 2 cm nach proximal vom Griffel-

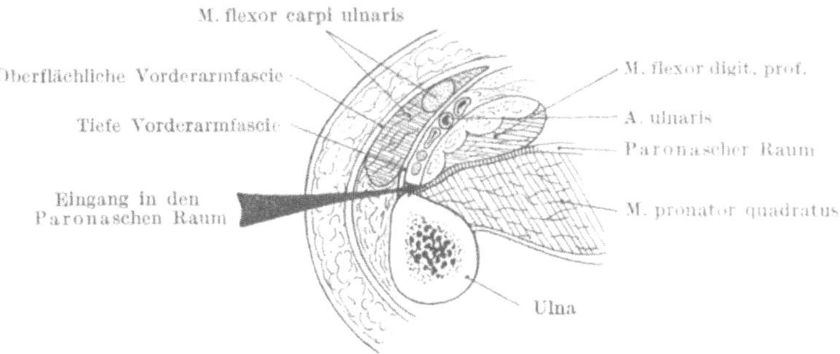

Abb. 69. Eingang zum Paronaschen Raum von der ulnaren Seite her.

fortsatz der Elle und verläuft an der volaren Kante der Elle stammwarts. Die Schnittlänge beträgt 8—10 cm. Nach der Spaltung der oberflächlichen

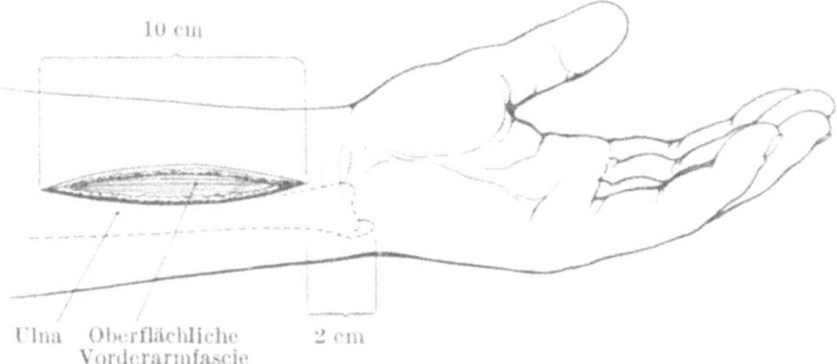

Abb. 70. Hautschnittführung zur Eröffnung des Paronaschen Raumes von der ulnaren Seite her.

Vorderarmfascie stößt man auf die Muskelfasern des M. flexor carpi ulnaris. Diese werden etwas abgehoben, worauf die tiefe, direkt an der

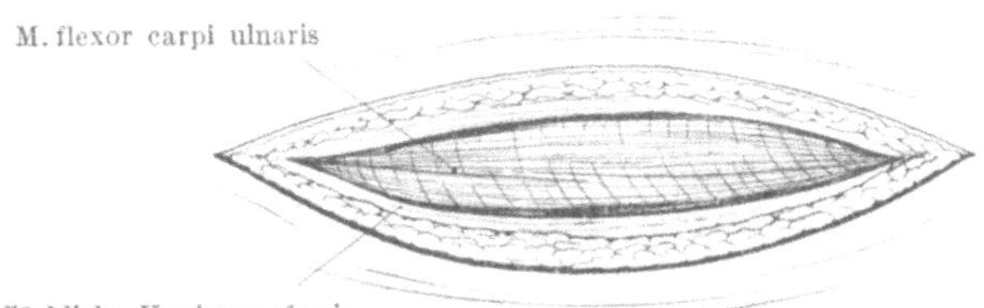

Abb. 71. Die oberflächliche Vorderarmfascie ist gespalten, der M. flexor carpi ulnaris ist sichtbar.

Elle inserierende Fascie sichtbar wird. Nach ihrer Spaltung erkennt man in der Tiefe den M. pronator quadratus mit seinen quer verlaufenden Fasern. Durch Einsetzen eines tiefen Langenbeckhakens erhält man einen guten Einblick in den Paronaschen Raum (Abb. 69—73).

Aufsuchen und Eröffnen des ulnaren Sehnensackes werden in der gleichen Weise vorgenommen, wie dies beim radialen Sehnensackphlegmone angegeben wurde, ebenso die Eröffnung der Muskellogen weiter stammwärts.

Ruhigstellung bei der Sehnensackphlegmone.

In jedem Falle wird eine dorsale Gipsschiene angelegt, welche von den Fingerspitzen bis zum Ellbogengelenk reicht. Hand und Finger

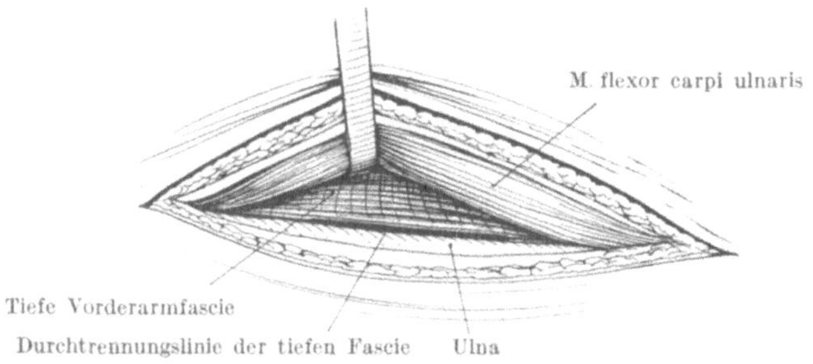

Abb. 72. Freilegung und Durchtrennung der tiefen Vorderarmfascie.

stehen in der Funktionsstellung. Der Arm wird auf eine Abduktionsschiene gelagert. Solange Fieber besteht, soll der Kranke das Bett hüten.

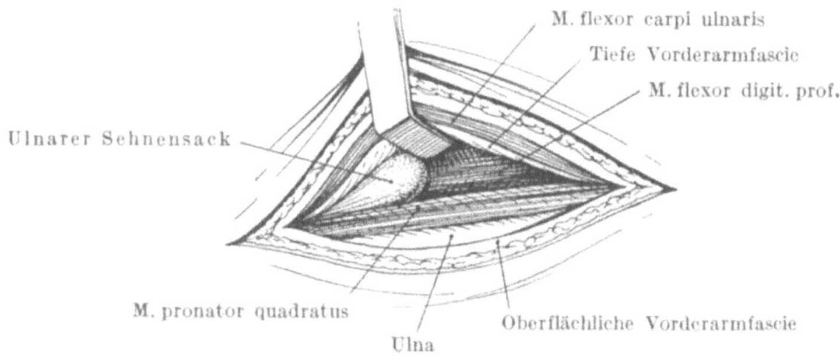

Abb. 73. Der ulnare Sehnensack ist freigelegt.

Sind die akuten Entzündungserscheinungen zurückgegangen, so wird die Fingerendschiene durch eine Gipsschiene ersetzt, die nur bis zu den Fingergrundgelenken reicht. Die Feststellung der Finger erfolgt durch die volaren Fingerschienen, welche tagsüber zur Vornahme von aktiven Bewegungsübungen zeitweise entfernt werden. Vor Ablauf der 3. Woche kann die vollkommene und nie unterbrochene Ruhigstellung in der Regel nicht aufgegeben werden.

Über das funktionelle Endresultat entscheidet in weitestem Maße die Art der Nachbehandlung.

Übersicht.

Ausbreitung: Durchbruch in den Paronaschen Raum.
Durchbruch in das Handgelenk.
Übergang von einem Sehnensack in den anderen.
Vom ulnaren Sehnensack geht die Entzündung auf die Sehnenscheide des 4. Fingers.
Durchbruch nach der Hohlhand, und von hier über den Interdigitalraum nach dem Handrücken.
Einbruch in den Thenarraum.

Behandlung: Die Entzündung beschränkt sich auf Daumen oder Kleinfinger:
Daumen: Eröffnung der Sehnenscheide durch je einen seitlichen Längsschnitt an der Grundphalange.
Eröffnung über dem Thenarabschnitt.
Kleinfinger: Je einen seitlichen Längsschnitt am Metacarpusköpfchen. Beide Schnitte werden nach dem Handrücken durchgeführt.
Phlegmone des radialen Sehnensackes:
a) Infektion vom Daumen ausgehend: Versorgung der Eintrittspforte. Eröffnung der Sehnenscheide über dem Daumengrundglied, Thenarabschnitt und im distalen Vorderarmdrittel.
b) Die Infektion geht nicht vom Daumen aus: Eröffnung der Sehnenscheide am Grundglied fällt weg. Sonst wie a).
Phlegmone des radialen Sehnensackes.
Die Infektion geht vom Kleinfinger aus: Versorgung der Eintrittspforte der Infektion. Eröffnung der Sehnenscheide über dem Mittel- und Grundglied durch je eine seitliche Schnittführung an der ulnaren Kante. Eröffnung der Sehnenscheide im Hypothenarabschnitt. Spaltung des Sehnensackes im distalen Drittel des Vorderarmes.
Ruhigstellung: Dorsale Gipsschiene vom Ellbogen bis zu den Fingerspitzen. Funktionsstellung, Abduktionsschiene.
Akute Erscheinungen zurückgegangen: Dorsale Gipsschiene vom Ellbogen bis Fingergrundgelenk. Ruhigstellen der Finger durch abnehmbare volare Fingerschienen.

IV. Knochenpanaritium.

In der Entstehungsart lassen sich grundsätzlich ein primäres und ein sekundäres Knochenpanaritium unterscheiden.

Primäres Knochenpanaritium: Als Folge einer direkten Periostverletzung oder durch Überwandern von Keimen aus dem Unterhautzellgewebe, ohne daß es hier zunächst zu einer stärkeren Entzündung kommt.

Die Infektion gelangt entlang der senkrecht in die Tiefe verlaufenden Fasern an das Periost und von hier durch die Haverschen Kanäle in das Knocheninnere.

Das primäre Knochenpanaritium kommt vorwiegend an der Endphalange zur Beobachtung. Das Endglied ist häufiger Stichverletzungen ausgesetzt als die übrigen Fingerglieder. Außerdem bietet hier die fibröse Sehnenscheide einen gewissen Schutz gegen das Tieferdringen der Infektion.

Sekundäres Knochenpanaritium: Im Verlaufe eines subcutanen oder subungualen Panaritiums kann die Entzündung auf den Knochen übergreifen. Diese beiden sekundären Formen finden sich vor allem am Fingerendglied, im Gegensatz zum sekundären Panaritium nach Sehnenscheidenentzündung, welches häufiger am Mittelglied zur Beobachtung kommt und oft mit einem Gelenkpanaritium verbunden ist.

Verlauf.

Jedes Knochenpanaritium führt im weiteren Verlaufe zu einer Knochennekrose. Von der Ausdehnung dieser Nekrose hängen in weitem Maße die Regenerationsfähigkeit des Knochens und das funktionelle

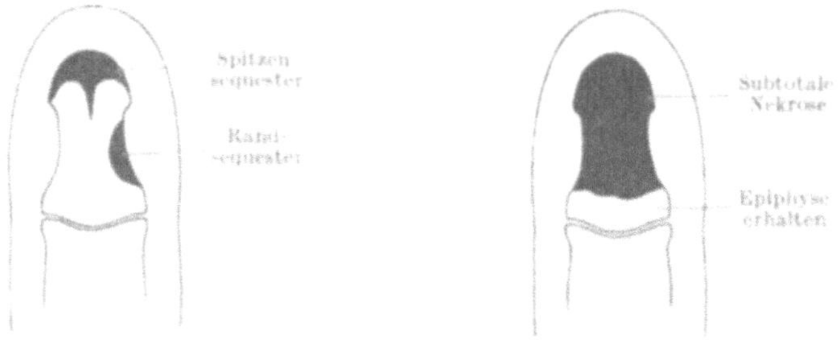

Abb. 74.
Knochenpanaritium. Partielle Knochennekrosen.

Abb. 75.
Subtotale Nekrose des Endphalangenknochens.

Resultat ab. In jedem Falle von Knochenpanaritium sind Röntgenaufnahmen angezeigt, um einen genauen Aufschluß über die Ausdehnung des Sequestrationsprozesses zu erhalten.

Umschriebene Nekrosen, in Form der Rand- oder Spitzensequester, lassen stets eine vollständige Regeneration erwarten (Abb. 74).

Subtotale Nekrosen umfassen die Spitze und die Diaphyse, während die Epiphyse erhalten bleibt. Sofern die bedeckenden Weichteile nicht zu stark schrumpfen und auf diese Weise ein mechanisches Hindernis bilden, kommt es auch hier zu einer weitgehenden Regeneration des Knochens. Die Beweglichkeit des Endgliedes kann sich ebenfalls wieder einstellen, denn die Sehne des Flexor digitorum profundus setzt am Epiphysenteil des Endknochens an (Abb. 75).

Totale Nekrosen der Endphalange sind stets mit einer Arthritis purulenta des benachbarten Gelenkes verbunden (Abb. 76). Eine nennenswerte Regeneration erfolgt nicht mehr. Damit geht auch die Insertion der Profundussehne verloren. Das Endglied verkürzt sich zu einem stummelförmigen, unbrauchbaren Gebilde. In der Regel greift die Entzündung auch auf das Köpfchen der Mittelphalange über, ohne daß es aber hier zu einer weitgehenden Zerstörung kommt. Eine deutlich erkennbare Formveränderung bleibt aber immer bestehen. Das Köpfchen ist verschmälert und hat das Aussehen einer Endphalangenspitze.

Erkennung.

1. Ist eine Stichverletzung vorausgegangen, findet sich ein stark kolbig aufgetriebenes Endglied, und ergibt die Sondenuntersuchung einen Druckschmerz nicht nur auf der Beugeseite, sondern auch seitlich und dorsal, dann ist der Verdacht auf ein Knochenpanaritium berechtigt (Abb. 77). Die Diagnose wird aber erst zur Sicherheit, wenn nach der Eröffnung des subcutanen Herdes rauher, periostentblößter, harter Knochen zum Vorschein kommt. In der Regel läßt sich die Diagnose im Frühstadium mit Sicherheit nur durch den operativen Befund feststellen.

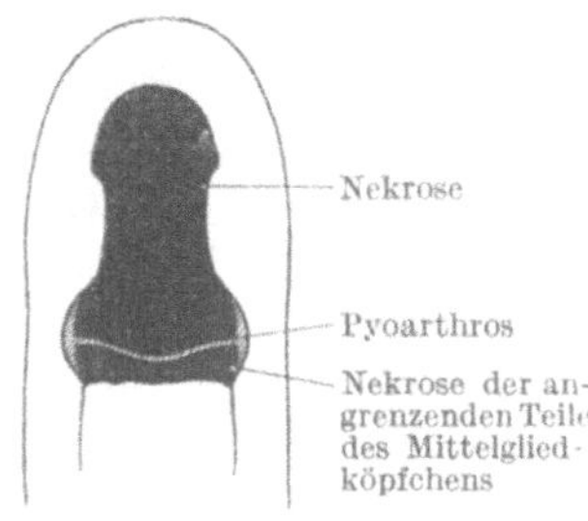

Abb. 76. Totalnekrose des Endgliedknochens.

2. Findet sich bei der Eröffnung des subcutanen Panaritiums ein Herd ausschließlich im Unterhautzellgewebe, kommt es aber im weiteren Verlaufe zu einer Fistelbildung, dann handelt es sich um ein gleichzeitiges Knochenpanaritium.

3. Der Kranke kommt mit einer an der Fingerkuppe mündenden Fistelöffnung zum Arzte. Die vorsichtig eingeführte Sonde stößt in der Tiefe auf rauhen Knochen. Es handelt sich um ein Knochenpanaritium im Stadium der Abgrenzung (Abb. 78).

Röntgenaufnahme. In den ersten 10 Tagen finden sich in der Regel keine charakteristischen Veränderungen am Knochen, auch in jenen Fällen nicht, in denen die Diagnose durch den Operationsbefund sichergestellt ist. Nach ungefähr 2 Wochen treten herdförmige Aufhellungen auf, und nach einer weiteren Woche läßt sich die Abgrenzung des abgestorbenen Knochens feststellen

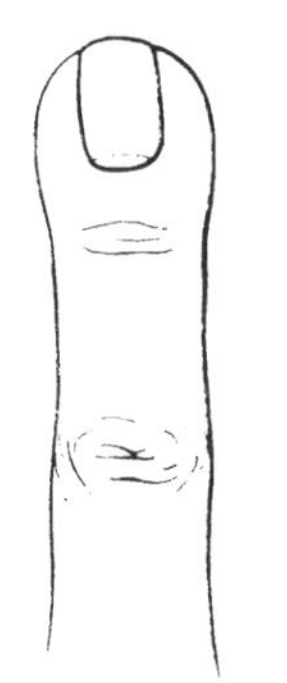

Abb. 77. Kolbige Auftreibung des Endgliedes bei Knochenpanaritium.

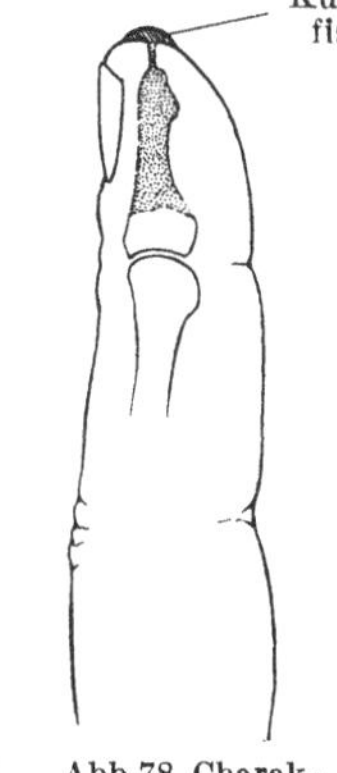

Abb. 78. Charakteristische Kuppenfistel bei Knochenpanaritium des Endgliedes.

Behandlung.

Eine Resektion des Knochens im Frühstadium ist abzulehnen, denn einerseits ist die Ausdehnung der zu erwartenden Knochennekrose noch nicht feststellbar, anderseits verlieren die Weichteile ihre knöcherne Stütze. Sie schrumpfen im weiteren Verlaufe stark zusammen und verhindern eine spätere Regeneration des Knochens. Das funktionelle Endergebnis der Frühresektion ist immer schlecht.

Vorgehen im Einzelfalle.

A. Endphalange.

1. P. ossale, ohne Mitbeteiligung des Gelenkes.

a) **Frühstadium.** Das Endglied ist kolbig aufgetrieben, es besteht in seinem ganzen Umfange ein deutlicher Druckschmerz. Gelenk und Sehnenscheide sind frei. Wir stellen die Diagnose auf P. subcutaneum, denken aber an die Möglichkeit eines Knochenpanaritiums.

In Basisanästhesie und Blutleere wird das subcutane Gewebe von einem Kantenschnitt aus in der ganzen frontalen Ausdehnung durchtrennt, wie dies bei der Behandlung des subcutanen Panaritiums angegeben wurde. Läßt sich eine Nekrose nachweisen, so wird sie sorgfältig entfernt. Kleiner Gegenschnitt an der anderen Gliedkante, Ausschneiden der Wundränder und Durchziehen eines Vaselin-Gummistreifens beschließen den Eingriff. *Mit dem Knochen beschäftigen wir uns weiter nicht.* Wichtig ist in diesem Stadium allein die Ableitung des subcutanen Entzündungsprozesses nach außen (Abb. 79).

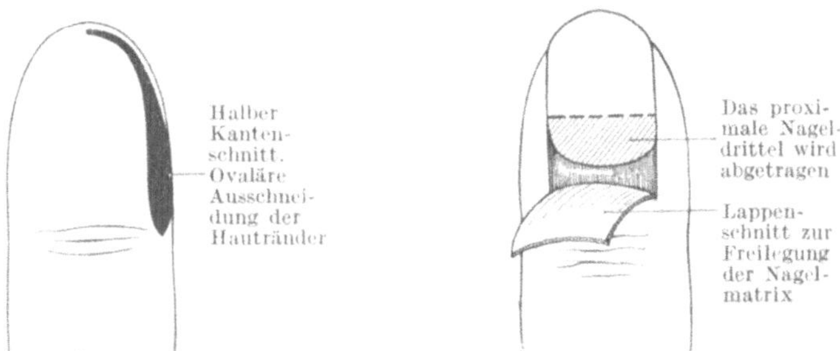

Abb. 79. Halber Kantenschnitt bei P. ossale der Endphalange. (Der Gegenschnitt ist nicht eingezeichnet.)

Abb. 80. Freilegen der Nagelmatrix bei subungualem Ausläufer des Knochenpanaritiums.

Besteht gleichzeitig eine starke Schwellung im Bereiche des Nagelfalzes, so muß das Nagelbett durch zwei seitliche Längsschnitte freigelegt und die Nagelwurzel, soweit sie von der Nagelmatrix abgelöst ist, entfernt werden (s. Abb. 80). Zwischen Lappen und Wundbett kommt ein schmaler Gummistreifen.

Die Ruhigstellung erfolgt durch eine volare Fingerschiene. In der Regel kann der erste Verband 6 Tage liegenbleiben.

b) **Fistelstadium.** Nach der Entfernung der subcutanen Nekrose gehen die entzündlichen Erscheinungen allmählich zurück, übrig bleibt eine Fistel. 2 Wochen nach der Eröffnung des subcutanen Herdes wird eine Röntgenaufnahme gemacht, um Aufschluß zu erhalten über Ausdehnung und Grad der Sequestration. Ist der Sequester bereits abgelöst, so geht man vorsichtig mit einer Pinzette durch die Fistelöffnung in die Tiefe und sucht das abgestorbene Knochenstück zu entfernen. Jede Gewaltanwendung ist zu vermeiden. Sitzt der Sequester noch fest, so wiederholt man den Extraktionsversuch nach einigen Tagen. Die Entfernung gelingt stets ohne Betäubung.

Kommt der Kranke erst im Stadium der Fistelbildung zum Arzte, so ist es in jedem Falle zweckmäßig, zunächst eine Röntgenaufnahme zu machen, und auf Grund dieses Befundes die Regenerationsmöglichkeit des Knochens mit dem Kranken zu besprechen.

Die Entfernung kann von der Kuppenfistel aus versucht werden. Lassen sich im Röntgenbild neben dem Hauptsequester kleine Teilsequester nachweisen, so erfolgt die Entfernung zweckmäßiger von einem Kantenschnitt aus, in örtlicher Betäubung und Blutleere. Der Knochenherd wird nach Entfernung der sichtbaren Sequester mit einem scharfen Löffel sauber ausgekratzt. Eine Ableitung ist nicht notwendig. Der Wundverschluß erfolgt in einigen Tagen. Die systematische Freilegung des Herdes von einem Kantenschnitt aus und in Blutleere vermeidet das Zurückbleiben von kleineren Sequestern und bedingt daher einen sehr raschen Wundschluß.

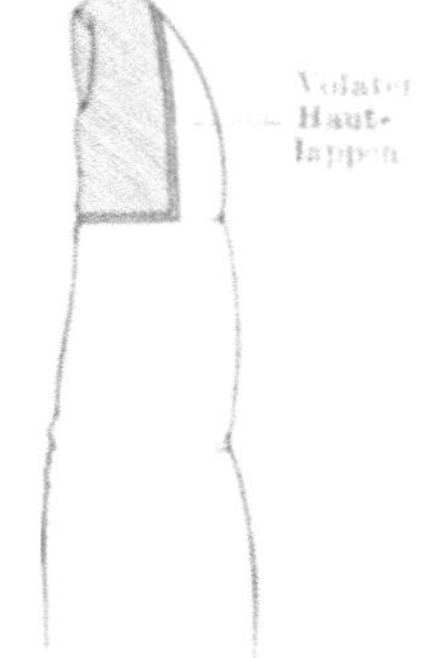

Abb. 81. Absetzung des Fingerendgliedes mit volarer Lappenbildung.

Kommt die Eiterabsonderung nach der Sequesterentfernung nicht zum Stillstande, dann sind entweder noch weitere Sequester vorhanden, oder es besteht gleichzeitig eine Arthritis oder eine Sehnenscheidenentzündung. Eine erneute Röntgenaufnahme ist in solchen Fällen immer angezeigt.

2. P. ossale + articulare.

Außer des befallenen Gliedabschnittes weist auch das benachbarte Gelenk einen allseitigen Druckschmerz auf. Das Gelenk steht in Beugestellung, die Gelenkstreckseite ist stark verdickt.

Eine Regeneration des Knochens ist nicht zu erwarten, denn bei gleichzeitig artikulärem Panaritium verfällt der Knochen stets in der ganzen Ausdehnung der Nekrose. Jede konservative Schnittfuhrung bedingt einen monatelangen Verlauf der Entzündung, wobei das funktionelle Endergebnis immer schlecht ist. Besser ist es in solchen Fallen, das Endglied sofort im Gelenk abzusetzen, unter Bildung eines moglichst großen volaren Lappens. Da eine Naht des Lappens vorlaufig nicht ausführbar ist, muß die Schrumpfung bei der Schnittführung berücksichtigt werden (Abb. 81).

Die Ruhigstellung erfolgt durch eine volare Fingerschiene.

Nach Abklingen der entzündlichen Erscheinungen erfolgt die Stumpfdeckung unter Verwendung des angefrischten Lappens.

Handelt es sich um den Daumen, so ist zunächst der Versuch eines mehr konservativen Vorgehens angezeigt (s. P. articulare, S. 81).

3. P. ossale + tendineum.

Bleibt die eitrige Sekretion auch nach der vollständigen Entfernung der Knochensequester weiter bestehen, dann handelt es sich beinahe immer um eine gleichzeitige Beteiligung der Sehnenscheide.

Ein getrenntes Angehen der Sehnenscheidenentzündung, wie es sonst ublich ist, hat in solchen Fallen im allgemeinen keinen Wert, denn wird die Mitbeteiligung der Sehnenscheide erkannt, so befindet sich die Sehne meist schon im Stadium der fortgeschrittenen Nekrose. Der Finger ist für eine weitere Funktion verloren.

Man geht in solchen Fällen wohl immer richtig vor, wenn man den Finger sofort im Grundgelenk absetzt, unter Bildung eines volaren Hautlappens und unter Offenlassen der Wunde. Die Sehnenstümpfe dürfen nicht vorgezogen werden (Abb. 82).

Um ein Weiterwandern der Entzündung hohlhandwärts zu verhüten, ist in der ersten Zeit eine sichere Ruhigstellung angezeigt. Handelt es sich um die drei Mittelfinger, so genügt eine vom Ellbogen bis zu den Fingergrundgelenken reichende dorsale Gipsschiene. Am Daumen und Kleinfinger ist es vorsichtiger, zunächst sämtliche Finger in die Ruhigstellung einzubeziehen. Sobald die akuten Erscheinungen zurückgegangen sind, werden die Finger freigegeben.

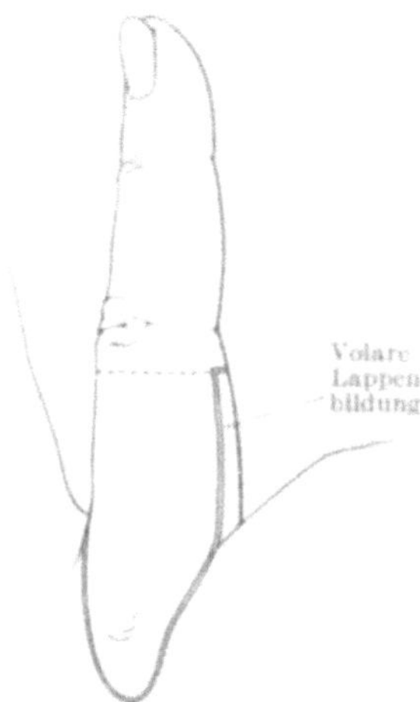

Abb. 82. Exartikulation des Fingers im Grundgelenk bei P. ossale + tendineum.

Man ist oft versucht, in einem solchen Falle auf mehr konservativem Wege zum Ziel zu gelangen. Der weitere Verlauf zwingt wohl immer dazu, die Exartikulation doch noch vorzunehmen. Je frühzeitiger diese ausgeführt wird, um so sicherer kann ein Übergreifen auf die Hohlhand verhütet werden. Eine rechtzeitige Absetzung ist auch im Interesse der Funktionserhaltung der übrigen Finger angezeigt.

Nicht leicht fällt der Entscheid, wenn es sich um eine gleichzeitige Sehnenscheideneiterung bei einem Knochenpanaritium des Daumens handelt, denn der Daumen soll nach Möglichkeit erhalten bleiben.

Hier ist der Versuch eines zunächst schonenden Vorgehens angezeigt. Beide Entzündungsformen werden für sich, nach den angegebenen Grundsätzen, behandelt.

Die Ruhigstellung erfolgt durch eine dorsale Gipsschiene, welche von den Fingerspitzen bis zum Ellbogen reicht. Der Daumen wird abgetrennt, damit er in eine genügende Oppositionsstellung gebracht werden kann. Sobald die akuten Erscheinungen abgeklungen sind, werden die Finger mit Ausnahme des Daumens freigegeben.

B. Mittel- und Grundglied.

Knochenpanaritien des Mittel- und Grundgliedes kommen außerordentlich selten zur Beobachtung. Entweder treten sie im Anschluß an eine direkte Stichverletzung auf, oder als Folge eines Sehnenscheidenpanaritiums mit gleichzeitigem Gelenkpanaritium.

Das Vorgehen unterscheidet sich nicht grundsätzlich von demjenigen bei Endgliedpanaritien. Weist das Röntgenbild auf eine subtotale oder totale Nekrose des Phalangenknochens hin, dann muß neben der Entfernung des subcutanen Eiterherdes von einem Kantenschnitt aus gleichzeitig eine Extension angebracht werden. Nur auf diese Weise gelingt es, der Schrumpfung des Weichteilmantels wirksam zu begegnen.

Die Ruhigstellung erfolgt durch eine Handrücken-Fingerschiene. Die Fingerkuppe wird durch einen dicken Zwirnfaden mit dem Schienenende verbunden, und hierauf die Fingerschiene in mittlere Beugestellung gebracht. Auf diese Weise kommt gleichzeitig eine mäßige Extensionswirkung zustande (Abb. 83 und 84). Der erste Verbandwechsel erfolgt nach 8 Tagen. Die Schienenextension bleibt durchschnittlich 4 Wochen liegen. Sie muß für weitere 2—3 Wochen durch eine abnehmbare volare Fingerschiene ersetzt werden.

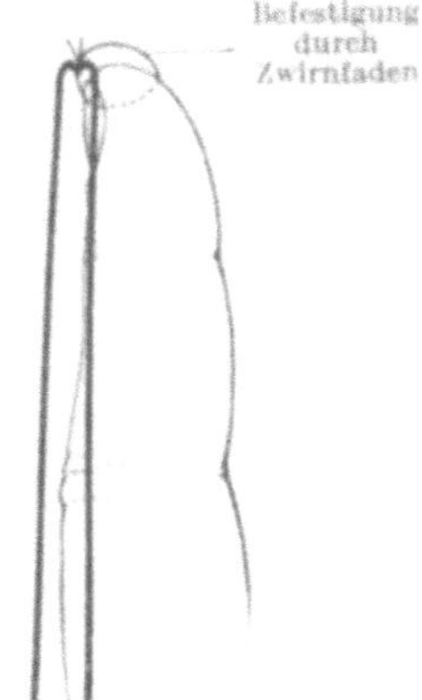

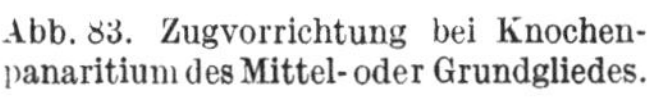

Abb. 83. Zugvorrichtung bei Knochenpanaritium des Mittel- oder Grundgliedes.

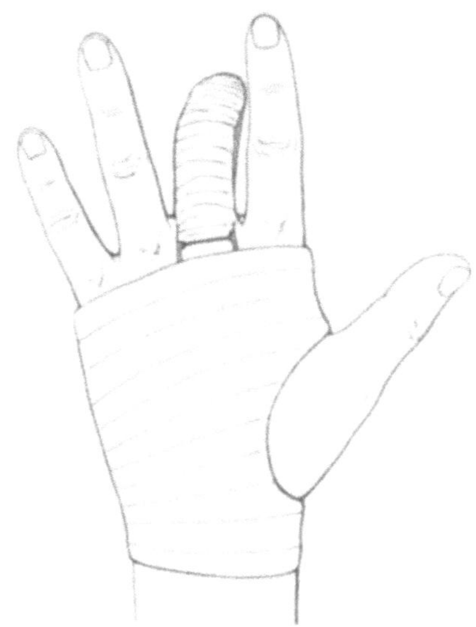

Abb. 84. Knochenpanaritium des Mittel- oder Grundgliedes. Ruhigstellung durch eine Handrücken-Fingerschiene in Verbindung mit der Zugvorrichtung.

Fehlen im weiteren Verlaufe Regenerationserscheinungen, so ist nach Abklingen der entzündlichen Erscheinungen der Versuch berechtigt, an Stelle des zerstörten Phalangenknochens eine Zehenphalange einzusetzen.

Bei den sekundären Formen, im Verlaufe eines P. articulare oder P. tendineum, soll der Finger möglichst frühzeitig im Grundgelenk abgesetzt werden, unter Bildung eines großen volaren Lappens.

Übersicht.

Ausbreitungswege: distal: Fingerkuppe (Fistelbildung),
dorsal: unter die Nagelmatrix,
proximal: Fingergelenke.

Behandlung:

A. Endphalange:

1. P. ossale, ohne Mitbeteiligung des Fingerendgelenkes.
   a) Frühstadium: Kantenschnitt und kleiner Gegenschnitt. Entfernen des subcutanen Herdes. Gummistreifen. Volare Fingerschiene.
   b) Fistelstadium: Entfernen des Sequesters vom Fistelkanal aus, oder besser durch einen Kantenschnitt und Auskratzen des Herdes.
2. P. ossale + articulare.
   Finger 2—5: Exartikulation des Endgliedes mit Bildung eines volaren Lappens. Sekundärnaht.
   Daumen: Kantenschnitt mit Eröffnung des Gelenkes. Resektion des Köpfchens. Dorsale Daumenschiene in Verbindung mit Extension.
3. P. ossale + tendineum.
   Finger 2—5: Absetzen des Fingers im Grundgelenk unter Bildung eines volaren Lappens. Später Sekundärnaht.
   Ruhigstellung durch dorsale Gipsschiene, vom Ellbogen bis zu den Fingergrundgelenken. Beim Kleinfinger Fingerendschiene.
   Daumen: Kantenschnitt am Endglied mit Gegenschnitt und Entfernung der Nekrose. Gummistreifen. Eröffnung der Sehnenscheide nach der üblichen Schnittführung.
   Dorsale Fingerendschiene (Ellbogen bis Fingerspitzen), wobei der Daumenanteil abgetrennt wird. Nach Abklingen der akut entzündlichen Erscheinungen werden die Finger 2—5 freigegeben.

B. Mittel- und Grundphalange.

Grundsätzlich gleiches Vorgehen wie bei Endgliedpanaritium. Bei totaler oder subtotaler Nekrose muß gleichzeitig eine Extension angebracht werden.

V. Gelenkpanaritium.

Die Infektion der Fingergelenke erfolgt:

1. Auf direktem Wege, durch Stichverletzung oder Abschälung des dorsalen Weichteilmantels über dem Mittelgelenk.

2. Durch Fortleitung von einem Knochen- oder Sehnenscheidenpanaritium aus.

3. Durch metastatische Ableger.

Das Mittelgelenk ist bevorzugt.

Ohne rechtzeitige Eröffnung des Gelenkes werden im weiteren Verlaufe Kapsel und Bänder überdehnt und die Knorpeldecke zerstört. Die Entzündung greift auf den Knochen über und führt nach etwa 3 Wochen zu deutlich feststellbaren Veränderungen. Zerstört wird vor allem die Phalangenbasis, während das Köpfchen länger Widerstand leistet.

Der Eiter kann nach außen durchbrechen. Zunächst bildet sich auf der Höhe der dorsalen Hautgelenkfalte ein subcutaner Absceß. Meist läßt der Durchbruch nicht lange auf sich warten. In der Folge entsteht die charakteristische dorsale Gelenkfistel.

Erkennung:

Folgende Veränderungen sind bezeichnend für das akute Stadium:

1. Mittlere Beugestellung des Gelenkes (Entspannungsstellung).

2. Spindelförmige Auftreibung des ganzen Fingers, wobei sich Ödem und Rötung vorwiegend über der Dorsalseite des befallenen Gelenkes lokalisieren. Die Beugeseite des Fingers ist zunächst wenig verändert. Nur im Frühstadium, während der ersten 2—3 Tage, beschränken sich die Weichteilveränderungen unmittelbar auf den dorsalen Gelenkabschnitt.

3. Das Gelenk ist in seinem ganzen Umfange druckempfindlich.

4. Es besteht deutlicher Stauchungsschmerz.

Im chronischen Stadium lassen sich abnorme Beweglichkeit und Reibegeräusche nachweisen. Über dem dorsalen Gelenkabschnitt findet sich etwa in der Hälfte der Fälle eine Gelenkfistel. Im Endstadium schwer verlaufender und nicht behandelter Gelenkeiterungen wird der distale Phalangenknochen ausgestoßen. Bei mehr umschriebener Eiterung bildet sich in der Folge häufig eine Beugeankylose aus.

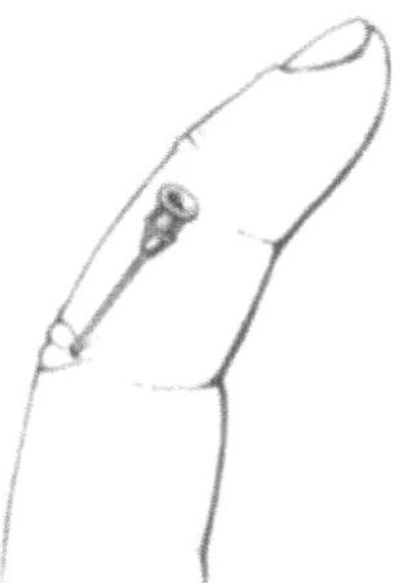

Abb. 85. Punktion der Fingergrundgelenke von dorsal und seitlich.

Bei primärem Gelenkpanaritium gibt uns der Sitz der Verletzung einen wertvollen Hinweis. Schwierigkeiten kann die Erkennung eines Panaritiums durch Fortleitung machen. An die Möglichkeit einer sekundären Arthritis werden wir immer dann denken, wenn ein richtig eröffnetes Panaritium nicht zur Ausheilung kommt. Verdacht erwecken muß weiterhin die chronische Verdickung des Fingers. Die stärkste Umfangzunahme findet sich an der Fingerbasis, auch in jenen Fällen, wo nicht das Grundgelenk, sondern das Mittel- oder Endgelenk befallen ist. Läßt sich an einem Fingergelenk abnorme Beweglichkeit nachweisen und besteht eine dorsale Fistel, dann ist an der Diagnose eines Gelenkpanaritiums nicht mehr zu zweifeln.

Die Prognose ist im allgemeinen gut bei den primären und metastatischen Formen, schlecht dagegen bei der sekundären Arthritis durch Fortleitung.

Behandlung.

A. Primäres Gelenkpanaritium } durch direkte Verletzung.
Metastatisches Panaritium }

Das Vorgehen hängt vom Ergebnis der Gelenkpunktion ab (Abb. 85).

1. Das Gelenkpunktat ist serös.

Im Vordergrund jeder Behandlung steht die vollkommene Ruhigstellung. Bei einer Entzündung des Grundgelenkes wird eine dorsale

Hand-Fingerschiene angelegt, beim Mittel- und Endgelenk genügt die volare Fingerschiene.

Wer Anhänger eines antiseptischen Vorgehens ist, injiziert einige Tropfen der Chlumskylösung (Rp. Ac. carbol. cryst. puriss. 30,0, Camphorae tritae 60,0, Alc. abs. 10,0, setril ad inject.).

In der Mehrzahl der Fälle kommt es bei strenger und genügend lange durchgeführter Ruhigstellung zu einer Ausheilung mit gutem funktionellem Resultat.

2. Das Gelenkpunktat ist eitrig.

Trotz vollständiger Ruhigstellung nimmt die periartikuläre Schwellung zu. Wir vermuten ein Gelenkempyem. Die Punktion bestätigt unsere Annahme.

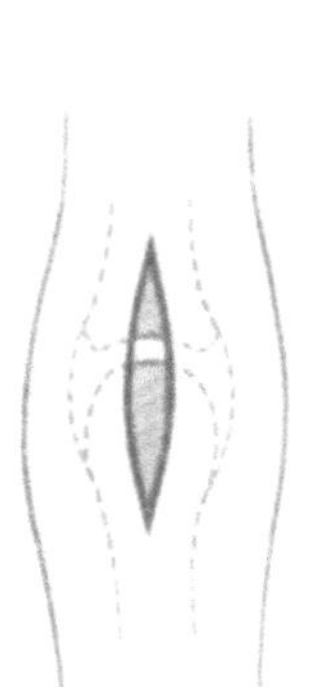

Abb. 86. Eröffnung des Fingergelenkes von einem seitlichen Schnitt aus.

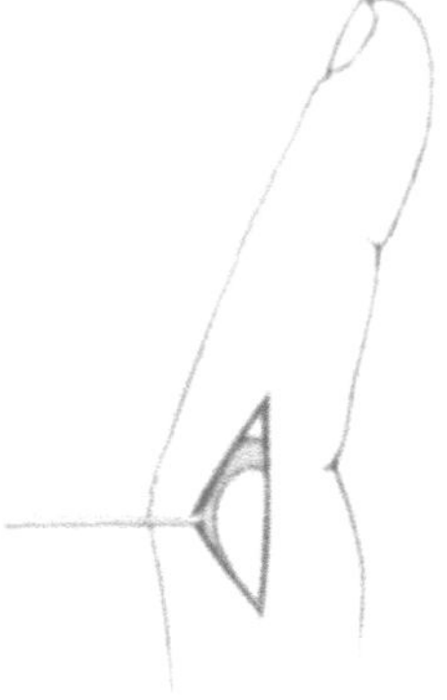

Abb. 87. Der dorsale Weichteilmantel ist zusammen mit der Strecksehne nach dorsal abgehoben. Das Phalangenköpfchen wird sichtbar.

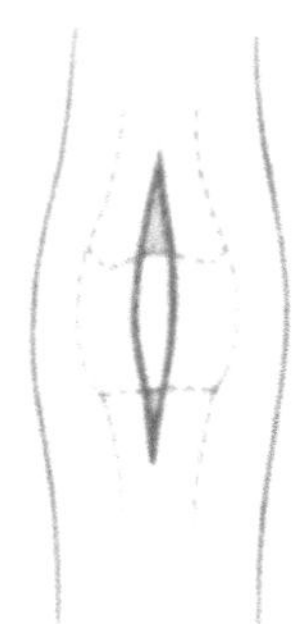

Abb. 88. Das Phalangenköpfchen ist entfernt. Der Gelenkspalt ist in eine breite, gut ableitbare Wundhöhle verwandelt.

Jede weitere konservative Behandlung bedeutet einen nicht mehr gutzumachenden Zeitverlust.

Die beidseitige Eröffnung des Gelenkes durch je einen Längsschnitt führt nur ausnahmsweise und erst nach monatelanger Behandlung zu einem befriedigenden Resultat. Ausgang in Ankylose ist die Regel. Rascher und sicherer führt die von Hueter bereits im Jahre 1869 angegebene Resektion des Gelenkköpfchens zum Ziele.

Die Entfernung des Köpfchens schafft eine einheitliche Wundhöhle, denn die taschenförmigen Ausstülpungen zu beiden Seiten des Köpfchens verschwinden. Vor allem aber schafft die Wegnahme des Köpfchens eine gute Abflußmöglichkeit.

Vorgehen. In Basisanästhesie bei Mittel und Endgelenkpanaritium, in Leitungsanästhesie der Nn. digit. vol. comm. (s. Interdigitalphlegmone) bei Grundgelenkeiterung wird das Gelenk durch je einen seitlichen Längsschnitt eröffnet, der dorsale Weichteilmantel mitsamt der Streckseite durch einen schmalen Einzinkerhaken nach dorsal abgehoben und das Gelenkköpfchen mit einer spitzen Schere soweit wie möglich durchtrennt. In der gleichen Weise wird von der Gegenseite vorgegangen, das Köpfchen vollständig abgelöst und mit der Pinzette aus dem Gelenk entfernt (Abb. 86, 87 u. 88).

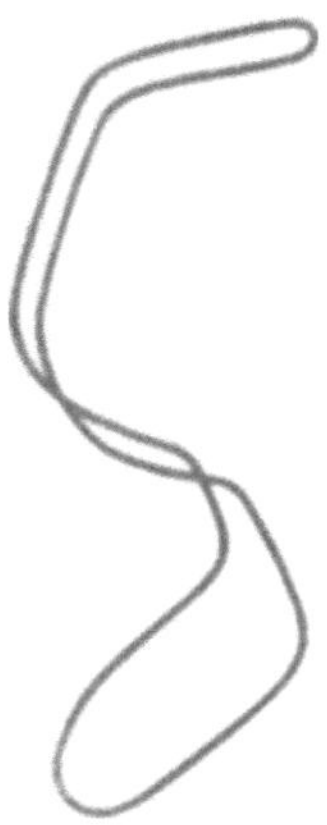
Abb. 89. Leerschiene mit Thenaransatz für den Daumen.

Grundsätzlich wird auf jede intraartikuläre Ableitung verzichtet. Die ovalare Umschneidung der seitlichen Öffnungen und die Ruhigstellung in einer mittleren Beugestellung schaffen genügend Abfluß. Die Gelenkgegend wird mit einem in Perubalsam getauchten Mullgazestreifen und mit einigen Gängen einer trockenen Mullgazebinde locker umwickelt.

Ruhigstellung. Handelt es sich um ein Gelenkpanaritium des Daumens, so wird eine dorsale Drahtschiene angelegt, die den Daumenballen umgreift. Der Daumen steht in mittlerer Beuge- und Oppositionsstellung. Die Befestigung der Schiene erfolgt zunächst durch eine Mullgazebinde. Darüber kommt ein Gipsverband, der den Daumen vollständig einschließt und die Schiene durch einige Gänge um das Handgelenk sicher befestigt (Abb. 89—91).

Handelt es sich um ein Gelenkpanaritium der übrigen 4 Finger, so erfolgt die Ruhigstellung durch eine Handrücken-Fingerschiene in

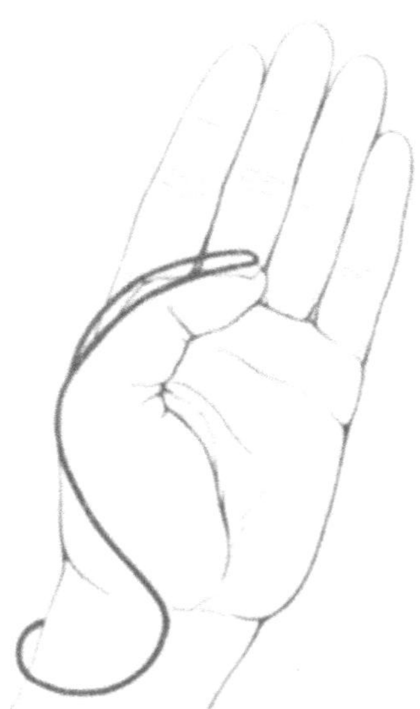
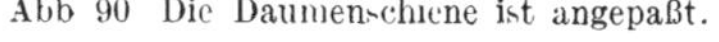
Abb. 90. Die Daumenschiene ist angepaßt.

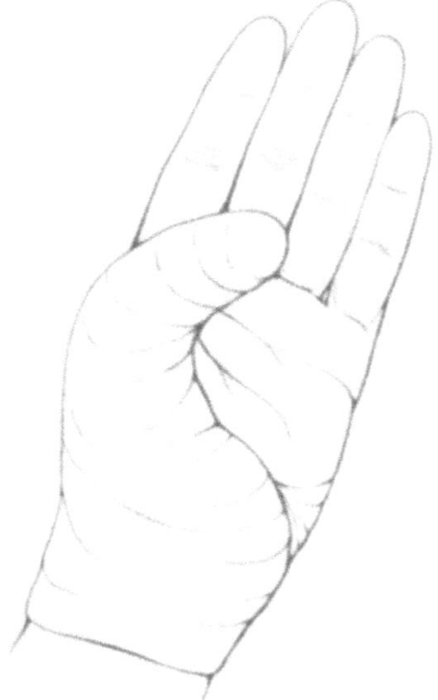
Abb. 91. Der Schienenverband wird durch einige Gipsbindengänge sicher befestigt.

mittlerer Beugestellung. Der Verband wird auch hier durch einige Gipsbindengange verstärkt (Abb. 92 und 93).

Der Arm kommt in eine Schlinge. In den nächsten Tagen ist eine genaue Überwachung des Vorderarmes und der Temperatur angezeigt. Tritt eine Temperaturerhöhung von 38° und mehr auf, klagt der Kranke über Schmerzen, so handelt es sich beinahe immer um eine Lymphangitis als Folge einer ungenügenden Ruhigstellung des Armes. Man verordnet Bettruhe und Hochlagerung des Armes, zweckmäßig auf einer Abduktionsschiene. In der Regel gehen die lymphangitischen Erscheinungen rasch zurück. Eine Abnahme des Fingerverbandes ist nicht notwendig.

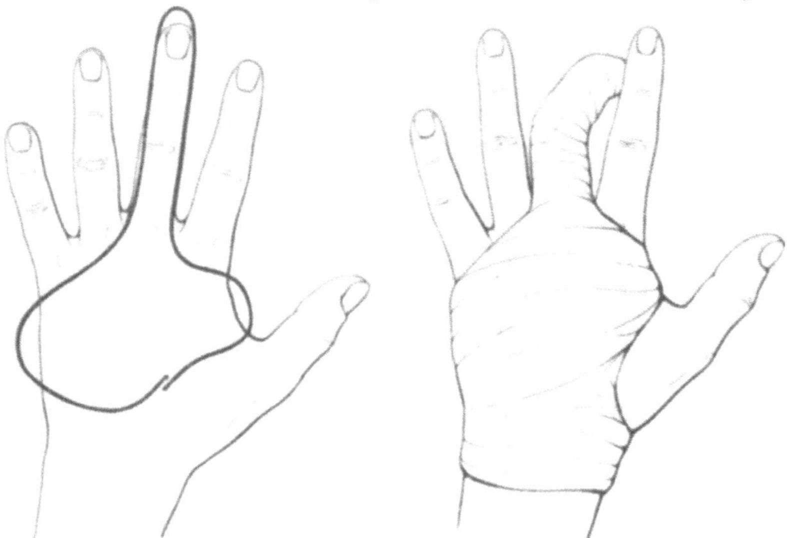

Abb. 92. Handrücken-Fingerschiene.

Abb. 93. Der Handrücken-Fingerschienenverband ist durch einige Gipsbindengänge verstarkt.

Wie lange soll der Gipsverband liegenbleiben? Eine Entfernung vor Ablauf der 4. Woche kommt in der Regel nicht in Frage. Diese Ruhigstellung ist nur scheinbar lang, im Verhältnis zu der Behandlungsdauer der übrigen Vorgehen ist sie eher kurz. Wird der Verband nach 4 Wochen entfernt, so befinden sich die seitlichen Schnittöffnungen bereits im Granulationsstadium, die Gelenkgegend ist abgeschwollen, schmerzfrei, eine eitrige Sekretion besteht nicht mehr. Der zunächst immer vorhandene Streckausfall läßt sich durch eine entsprechende Nachbehandlung weitgehend beheben. Die Beugefähigkeit ist in jedem Falle so, daß die Greiffähigkeit der Hand kaum oder überhaupt nicht eingeschränkt ist.

Im Durchschnitt kann die Arbeit nach Ablauf von 5 Wochen wieder aufgenommen werden.

Die Resektion führt nicht in jedem Falle zum Ziel. Hat der Kranke das 5. Jahrzehnt überschritten, so kann trotz Resektion und fortgesetzter Ruhigstellung ein Fortschreiten der Entzündung beobachtet werden. Der Eiter bricht im weiteren Verlaufe in die Sehnenscheide durch und von hier geht die Infektion auf die Hohlhand über. Jenseits des 50. Lebensjahres ist es besser, statt der Köpfchenresektion die Exartikulation im befallenen Gelenke vorzunehmen, unter Bildung eines volaren Hautlappens.

Ebenso ist die Exartikulation der Resektion vorzuziehen, wenn das Endgelenk befallen ist und der Kranke nur grobe Handarbeit verrichtet. Der Verlust des Endgliedes bedeutet praktisch keine Einschränkung der Arbeitsfähigkeit. Anderseits ermöglicht dieses Vorgehen eine raschere Aufnahme der Arbeit.

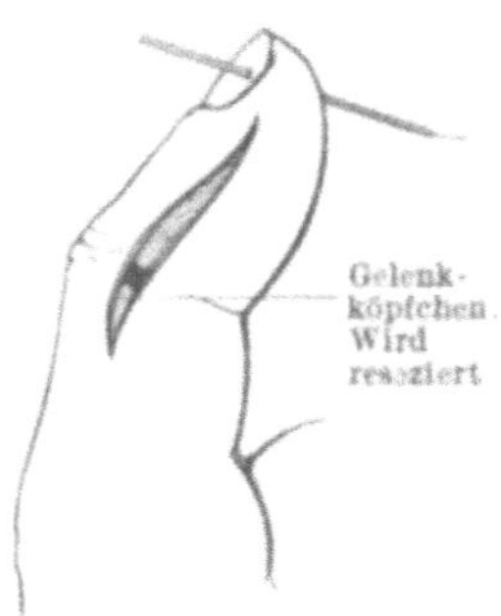

Abb. 94. Panaritium des Daumenendgelenkes. Draht durch die Fingerkuppe.

B. Sekundäres Panaritium, durch Fortleitung entstanden.

a) P. ossale + articulare.

An den Fingern 2—5 kommt praktisch nur die Exartikulation im erkrankten Gelenk in Frage, unter Bildung eines volaren Hautlappens. Die Wunde bleibt offen. Während der ersten 10 Tage erfolgt die Ruhigstellung durch eine dorsale Gipsschiene, in Verbindung mit einer festen Fingerschiene. Diese fällt weg, wenn die Absetzung im Fingergrundgelenk vorgenommen wurde.

Am Daumen ist ein mehr konservatives Vorgehen angezeigt, wenn der Kranke kräftig und nicht mehr als 40 Jahre alt ist.

Der erkrankte Phalangenknochen wird von je einem seitlichen Längsschnitt aus freigelegt und der Schnitt beiderseits über das Gelenk hinaus fortgesetzt, das Köpfchen reseziert, und die Hautränder stark zurückgeschnitten. Durch die Fingerkuppe wird in sagittaler Richtung ein Kirschnerdraht durchgeführt (Abb. 94).

Die Ruhigstellung erfolgt durch eine dorsale Drahtschiene, welche in fester Verbindung mit einer vorwiegend radial gelegenen Vorderarmgipsschiene steht. Der Daumen mitsamt dem Draht wird eingegipst, um der Weichteilschrumpfung entgegenzuwirken.

Der Verband bleibt 3 Wochen liegen. Nach dieser Zeit ist der Sequester abgelöst und er kann ohne Mühe entfernt werden. Bei fehlender Knochenregeneration kann spater der Versuch einer freien Übertragung einer Zehenphalange gemacht werden.

b) P. articulare + tendineum.

Der Endausgang ist immer ein versteifter Finger. Bei den Fingern 2—5 ist eine sofortige Absetzung im Grundgelenk angezeigt. Die Heilungsdauer wird bei diesem Vorgehen weitgehend herabgesetzt. Gleichzeitig können eine Reihe von Komplikationsmöglichkeiten ausgeschaltet werden.

Handelt es sich um ein Panaritium des Daumen-Endgelenkes, dann wird eine Köpfchenresektion vorgenommen, wenn die Basis der Endphalange noch intakt ist (Röntgenaufnahme). Andernfalls ist eine Exartikulation im Endgelenk angezeigt, unter Bildung eines volaren

Lappens. Die Behandlung der Sehnenscheidenentzündung erfolgt nach den angegebenen Richtlinien. In der gleichen Weise geht man bei einem sekundären Panaritium des Daumengrundgelenkes vor.

Die sekundären Gelenkpanaritien des Daumens können außerordentlich schwere Folgen nach sich ziehen. Ihre Behandlung setzt eine weitgehend chirurgische Erfahrung voraus.

Übersicht.

Ausbreitungswege:
- dorsalwärts: Gelenkfistel.
- distalwärts: Zerstörung der Phalangenbasis.

Vorgehen:

Primäres Panaritium:
- Punktat serös: Ruhigstellung durch volare Fingerschiene.
- Punktat eitrig: Köpfchenresektion, Handrücken-Fingerschiene, Gipsverband.

Jenseits des 50. Lebensjahres ist die Exartikulation vorzuziehen, ebenso wenn das Endgelenk befallen ist und der Kranke grobe Handarbeit verrichtet.

Sekundäres Panaritium:

a) P. articulare + ossale:
- Finger 2—5: Exartikulation im kranken Gelenk, volare Hautlappenbildung. Dorsale Gipsschiene in fester Verbindung mit Fingerschiene während 10 Tagen. Bei Absetzen im Fingergrundgelenk fällt der Fingeranteil der Schiene weg.
- Daumen: Kantenschnitt längs der erkrankten Phalange mit Ausdehnung über das Gelenk hinaus. Resektion des Köpfchens. Draht durch die Fingerkuppe. Dorsale Hand-Fingerschiene. Gipsverband. Ruhigstellung. während 3 Wochen.

b) P. articulare + tendineum:
- Finger 2—5: Exartikulation im Grundgelenk. Dorsale Gipsschiene, bis zu den Fingergrundgelenken reichend bei 2—4, bis Fingerspitzen bei 5. Abnahme nach 10 Tagen.
- Daumen: Köpfchenresektion, wenn Basis des angrenzenden Phalangenknochens noch unversehrt. Eröffnung der Sehnenscheide nach den früher angegebenen Richtlinien.
- Ist die angrenzende Phalangenbasis zerstört, so ist die Exartikulation im betreffenden Gelenk vorzuziehen.

VI. Entzündungen der Hohlhand.

Die Behandlung der Hohlhandeiterung erfordert eine genaue Kenntnis der anatomischen Verhältnisse.

Der Hohlhandraum wird durch zwei von den Fasciae interosseae volares nach der Aponeurosis palmaris verlaufende Scheidewände in 3 Logen unterteilt:

die mittlere: als direkte Fortsetzung der Logen der Mm. flexores digit. subl. et prof., und

die beiden seitlichen: die Thenar- bzw. Hypothenarmuskulatur enthaltend.

Die mittlere Fascienloge (Mittelhohlhandraum) reicht stammwärts bis an das Lig. carpi transversum und erfährt durch die Sehnenplatte der Flexoren und durch die Mm. lumbricales eine Unterteilung in einen

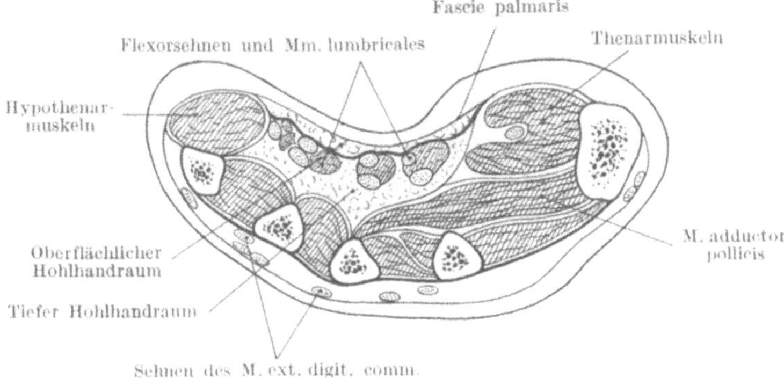

Abb. 95. Querschnitt durch die Hohlhandmitte.

oberflächlichen, subaponeurotischen und einen tiefen, subtendinösen Raum. Ihre Umgrenzungen sind in Abb. 96 und 97 dargestellt.

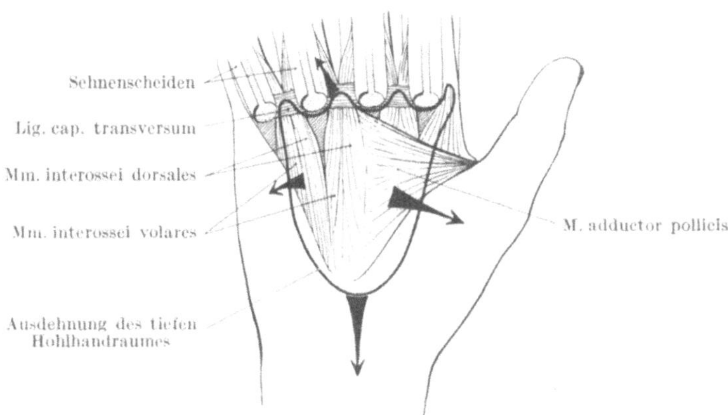

Abb. 96. Oberflachlicher Hohlhandraum. Ausbreitungswege.

Oberflächlicher Hohlhandraum: Sehnenplatte, Mm. lumbricales und Aa. und Nn. digit. volares comm. bilden den Boden, die Aponeurosis palmaris das Dach. Stammwarts findet die Loge ihren Abschluß an der Verwachsungsstelle der Palmaraponeurose mit dem Lig. carpi volare und carpi transversum. Zwischen beiden letzteren verlaufen die Vasa ulnaria und der Ramus volaris manus n. ulnaris. Die distale Abgrenzung erfolgt durch die Fasciculi transversi, welche die Grundphalangen 2—5 miteinander verbinden, die seitliche durch die Scheidewände von den Fasciae interosseae volares zu der Aponeurosis palmaris (Abb. 96).

Tiefer Hohlhandraum: Der Boden wird durch die Fasciae interosseae volares, das Dach durch die Sehnenplatte und die Mm. lumbricales gebildet. Nach vorn wird ein gewisser Abschluß durch die Metakarpalköpfchen gewährleistet, stammwärts durch die Enge des Karpalkanals. Seitlich erfolgt die Abgrenzung durch die beiden Scheidewände (Abb. 97).

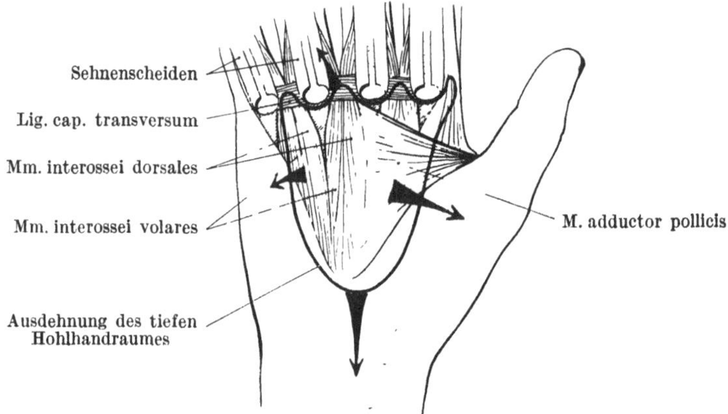

Abb. 97. Tiefer Hohlhandraum. Ausbreitungswege.

Die drei volaren Fascienräume stehen durch die ein- und austretenden Gefäße und Nerven miteinander in Verbindung.

1. Mittlerer Hohlhandraum.

Eitrige Entzündungen der Hohlhand finden sich vorwiegend im mittleren Hohlhandraum, seltener im Thenar- und noch seltener im Hypothenarabschnitt.

a) Oberflächliche Hohlhandphlegmone.

Als Ursache läßt sich in der Mehrzahl der Fälle eine Stichverletzung feststellen. Beim ärztlichen Pflegepersonal sind es in erster Linie die Verletzungen durch zerbrochene Ampullen, die zu einer subaponeurotischen Phlegmone führen.

Der Eiter liegt zwischen Palmaraponeurose und Sehnenplatte.

Ausbreitung der Entzündung in der Tiefe. Nach ihrer Häufigkeit geordnet kommen folgende Ausbreitungswege zur Beobachtung:

1. Stammwärts, längs der Vasa ulnaria und des Ramus vol. nervi ulnaris.

2. Nach dem Kommissuralraum 1 und von hier auf den Thenarraum.

3. Nach dem Kommissuralraum 2 und 3.

4. In den Lumbricalesscheiden fingerwärts in die Sehnenscheiden der drei mittleren Finger.

5. Nach dem subtendinösen Raum. Der Durchbruch erfolgt in der Regel zwischen Zeige- und Mittelfingersehnen.

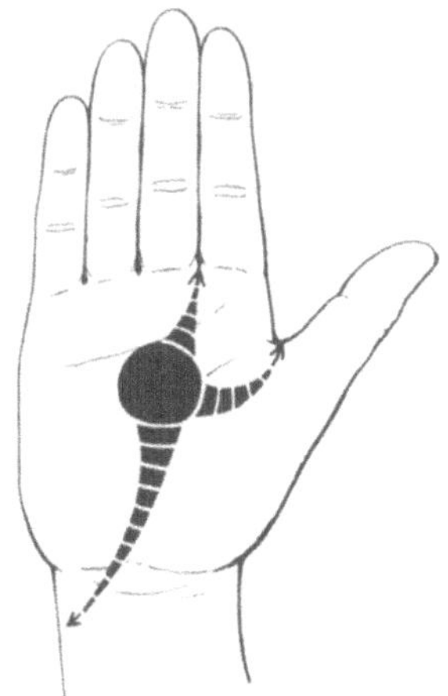

Abb. 98. Ausbreitungswege der oberflächlichen Hohlhandphlegmone.

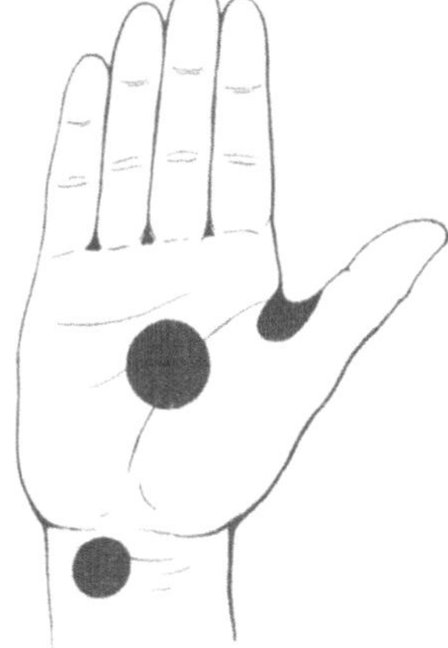

Abb. 99. Durchbruchstellen der oberflächlichen Hohlhandphlegmone.

Ausbreitung nach der Oberfläche. Die oberflächliche Hohlhandphlegmone weist drei charakteristische Durchbruchsstellen auf, welche vielfach schon allein die Diagnose ermöglichen.

Diese liegen:

1. In der Mitte der Hohlhand.
2. Im Winkel, welche die proximale Abgrenzung des Thenars mit der ulnaren Kante der Palmaris longus-Sehne bildet (Abb. 98—100).
3. In der ersten Kommissur.

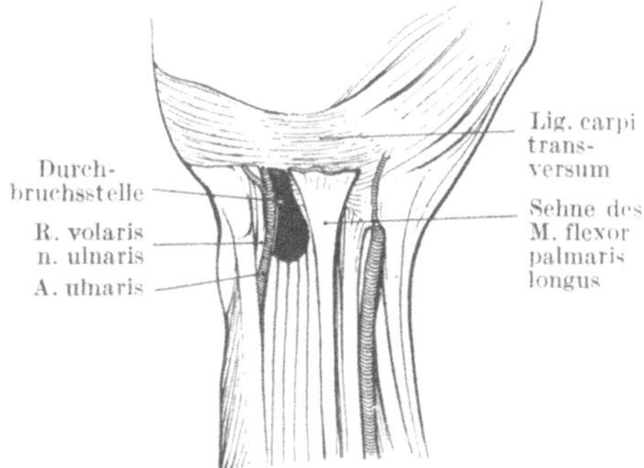

Abb. 100. Ausbreitung der oberflächlichen Hohlhandphlegmone vorderarmwärts.

Die Erkennung macht im allgemeinen keine Schwierigkeiten. Rötung, Schwellung und Druckschmerz der Handinnenfläche, oft auf den distalen Vorderarmabschnitt übergreifend, lassen sofort an eine Hohlhandphlegmone denken. Lumbricalessymptome sind stets, wenn auch nicht immer in sehr ausgesprochenem Maße nachweisbar: Die Grundphalangen stehen in Streckstellung, die Mittel- und Endphalangen sind gebeugt.

Treten Hohlhandsymptome im Anschluß an eine Sehnenscheideneiterung auf, dann handelt es sich in der Regel nicht um eine oberflächliche, sondern um eine tiefe Phlegmone.

Die Eröffnung der oberflächlichen Hohlhandphlegmone wird stets in Allgemeinnarkose (bzw. Plexusanästhesie) und in Blutleere vorgenommen. Ein Längsschnitt der Hohlhand durchtrennt Haut, Unterhautfettgewebe und Palmaraponeurose. Die Verletzungsgefahr der Gefäße und Nerven ist gering, denn diese werden mitsamt der Sehnenplatte durch den Eiter nach der Tiefe abgedrängt. Mit einer schlanken Kornzange wird die Ausdehnung der Phlegmone festgestellt. Vor allem sind die Ausbreitungswege nach dem Vorderarm und nach der ersten Kommissur genau zu prüfen und nötigenfalls Gegenschnitte anzulegen. Die Kornzange muß vorsichtig und außerhalb des Karpalkanals stammwärts vorgeschoben werden. Bei Anwendung von Gewalt kann die Spitze der Kornzange zwischen den Sehnen hindurch in den tiefen Hohlhandraum gelangen und durch Keimverschleppung die Ausbildung einer prognostisch bedeutend ungünstigeren tiefen Hohlhandphlegmone begünstigen. Die Schnittführung stammwärts vom Handgelenk erfolgt in der Längsrichtung, diejenige an der ersten Kommissur gleichlaufend zu der Schwimmhautfalte und etwas hohlhandwärts von ihrem Rande. Die Wundränder werden ovalär umschnitten und die Öffnungen durch Gummidrains miteinander verbunden. Das stammwärts eingeführte Gummidrain liegt außerhalb des Karpalkanals. Jede Drainage, welche durch den Karpalkanal geht, führt unabwendbar zu schweren Verwachsungen der Sehnen und zu einem hochgradigen Funktionsausfall (Abb. 101).

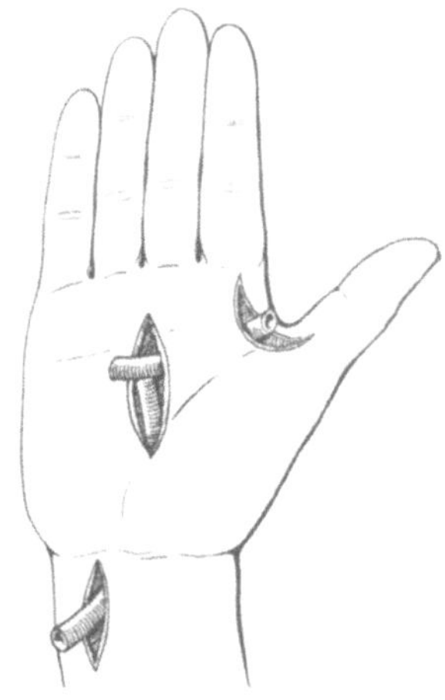

Abb. 101. Schnittführung und Ableitung der oberflächlichen Hohlhandphlegmone.

Die Ruhigstellung erfolgt durch eine Gipsschiene, welche von den Fingerspitzen bis in die Ellbogennähe reicht und Hand und Finger in der funktionellen Stellung festhält. In der Regel kommt es zu einem raschen Stillstand und Rückgang der entzündlichen Erscheinungen, so daß der Fingeranteil der Gipsschiene bald entfernt werden kann.

Läßt die erste Untersuchung weder eine Ausbreitung nach dem Vorderarm noch nach der ersten Kommissur nachweisen, so muß im weiteren Verlaufe trotzdem mit dieser Möglichkeit gerechnet werden, auch bei ausreichender Eröffnung der Hohlhandmitte. Das Fortschreiten der Infektion erfolgt erfahrungsgemäß nach einer bestimmten zeitlichen Regel: Nach 3—4 Tagen treten die Anzeichen der Ausbreitung vorderarmwärts auf, nach 8—10 Tagen diejenigen eines Durchbruches nach dem ersten Interdigitalraum. Nur ausnahmsweise kommt es nachträglich noch zu einer Infektion des zweiten und dritten Kommissuralraumes.

b) Tiefe Hohlhandphlegmone.

Die häufigste Ursache einer Infektion des tiefen Hohlhandraumes ist der Durchbruch einer Sehnenscheidenentzündung des 2., 3. oder 4. Fingers am proximalen Sehnenscheidenende. Andere Ursachen, wie tiefe Stichverletzungen, infizierte Metakarpalfraktur, Übergang der Entzündung vom oberflächlichen Hohlhandraum nach dem tiefen, treten gegenüber dieser Entstehungsart stark zurück. *Liegt ein Sehnenscheidenpanaritium der drei mittleren Finger vor, so muß stets mit der Möglichkeit eines tiefen Durchbruches gerechnet werden.*

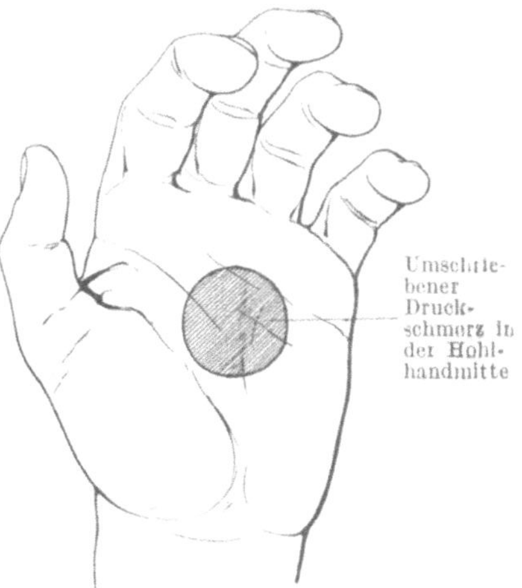

Abb. 102. Tiefe Hohlhandphlegmone. Umschriebener Druckschmerz in der Hohlhandmitte. Die Finger sind im Grundgelenk gestreckt, in den beiden übrigen Gelenken gebeugt.

Der Eiter liegt zwischen Sehnenplatte und tiefer Hohlhandfascie. Von hier aus nimmt er seinen Weg

fingerwärts, den Lumbricalesscheiden folgend zu den Sehnenscheiden des 2. bis 4. Fingers;

stammwärts, unter den Sehnensäcken hindurch nach dem Vorderarm. Der Durchbruch nach der Oberfläche erfolgt etwas distal von der Vorderarmmitte, zwischen Brachioradialis, Pronator teres und Flexor carpi radialis. Nur sehr selten gelangt der Eiter weiter distal an die Oberfläche.

Seitwärts, in den Thenarraum.

Nach vorn, in die Sehnensäcke.

Erkennung: Sehr starke Schmerzen in der Hohlhand, verbunden mit Schwellung und Druckschmerz, und der gleichzeitige Nachweis eines Sehnenscheidenpanaritiums lassen keine Zweifel über den Sitz der Eiterung. Interdigitalfalten und Handrücken sind an der Schwellung regelmäßig mitbeteiligt. Außerordentlich charakteristisch ist die frühzeitige Lähmung der Mm. lumbricales: Die Finger stehen im Grundgelenk in Streckstellung, im Mittel- und Endgelenk sind sie gebeugt (Abb. 102). Besteht eine Sehnenscheidenentzündung und ist diese bereits eröffnet, so entleert sich bei stärkerem Druck auf die Hohlhandmitte etwas Eiter aus der Incisionsstelle.

Behandlung.

Die Art des Vorgehens richtet sich nach dem gleichzeitigen Vorhandensein oder Fehlen einer Sehnenscheidenentzündung.

Tiefe Hohlhandphlegmone und gleichzeitige Sehnenscheidenentzündung. Häufig handelt es sich um den Mittelfinger, seltener um den Ring- oder Zeigefinger.

In Blutleere und Allgemeinbetäubung wird der Finger im Grundgelenk exartikuliert und das zugehörige Metacarpusköpfchen reseziert. Letzteres soll in jedem Falle entfernt werden, denn es schließt den Hohlhandraum zapfenförmig ab.

Mit der Möglichkeit einer nachfolgenden Ostitis muß gerechnet werden. Sie kommt aber sehr selten zur Beobachtung und bedeutet eine weit geringere Gefahr, als die ungenügende Eröffnung des tiefen Hohlhandraumes. Auch in bezug auf das spätere kosmetische Resultat ist die Resektion des Köpfchens angezeigt.

Die breit klaffende Wunde wird mit einem lockeren Verband bedeckt und der Arm durch eine von den Fingerspitzen bis zum Ellbogengelenk reichende dorsale Gipsschiene, in Verbindung mit einer Abduktionsschiene, ruhiggestellt. Letztere darf in keinem Falle durch eine Mitella ersetzt werden. Der Kranke bleibt im Bett, bis er mindestens 2 Tage fieberfrei ist.

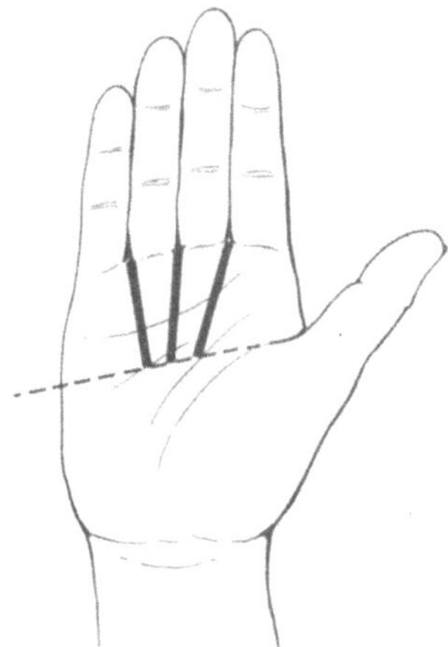

Abb. 103. Eröffnung der tiefen Hohlhandphlegmone. Schnittführung nach Kanavel.

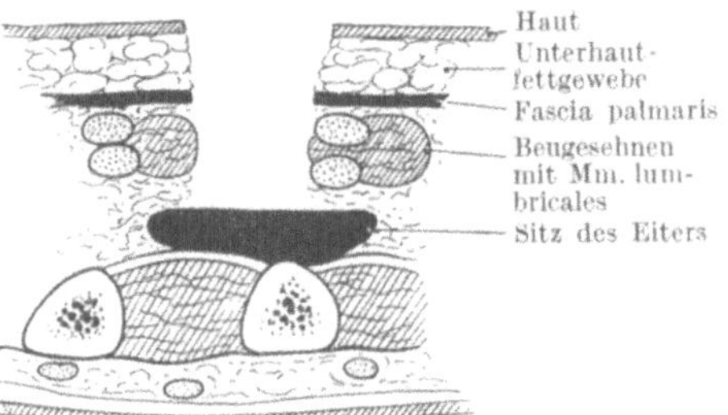

Abb. 104. Sitz des Eiters bei der tiefen Hohlhandphlegmone.

Nach Abklingen der akuten Entzündungserscheinungen wird eine dorsale Gipsschiene angelegt, welche nur bis zu den Fingergrundgelenken reicht. Die Ruhigstellung der Finger erfolgt jetzt durch volare Fingerschienen. Diese werden tagsüber abgenommen, um aktive Bewegungsübungen zu ermöglichen. Die dorsale Gipsschiene kann in der Regel nach 6 bis 8 Wochen entfernt werden.

Tiefe Hohlhandphlegmone ohne gleichzeitige Sehnenscheidenentzündung. Die eigentliche Ursache steht nicht immer fest.

Schnittführung nach Kanavel: von den Interdigitalfalten 2, 3 und 4 ausgehend, wird je ein Längsschnitt gesetzt, welcher bis an die von der ersten Interdigitalfalte ausgehenden Querlinie reicht. Nach der Durchtrennung von Haut, Unterhautfettgewebe und Palmaraponeurose geht man stumpf zwischen Flexorsehnen und Mm. lumbricales in die Tiefe. Durch Spreizen eines Kocherschiebers werden die Spalträume erweitert, stumpfe Wundhaken eingesetzt und die Wundhöhle genau besichtigt. In der richtigen Tiefe ist man erst dann, wenn die Metakarpalknochen mit ihrem Fascienüberzug sichtbar sind. Die Haut-Aponeuroseränder werden zurückgeschnitten und von der mittleren Öffnung aus je ein Gummistreifen durch den tiefen Hohlhandraum hindurch zu den seitlichen Schnittstellen und von hier an die Oberfläche geführt (Abb. 103 und 104).

Mit der Möglichkeit eines Durchbruches in den radialen oder häufiger ulnaren Sehnensack muß gerechnet werden, wenngleich diese Störung sehr selten zur Beobachtung kommt. In diesem Falle ist eine zusätzliche Schnittführung am Vorderarm notwendig. Die Druckempfindlichkeit am Vorderarm muß regelmäßig geprüft werden. Erfolgt ein Durchbruch nach dem Thenar, so wird dieser vom ersten dorsalen Interdigitalraum aus eröffnet.

Schienung und Weiterversorgung erfolgen in der oben angegebenen Weise.

Das funktionelle Endresultat ist oft unbefriedigend. Die Mm. lumbricales können dauernd gelähmt bleiben. Nicht selten treten im weiteren Verlaufe trophische Störungen an den Fingern auf.

Bei dieser Entzündungsform ist es besonders wichtig, Hand und Finger frühzeitig in die funktionelle Stellung zu bringen und diese während der ganzen Behandlungsdauer aufrechtzuerhalten. Die Nachbehandlung der tiefen Hohlhandphlegmone verlangt eine besonders zielbewußte, nie erlahmende Ausdauer von seiten des Kranken und des Arztes.

Übersicht.

Oberflächliche Hohlhandphlegmone:

Ausbreitung: nach der Tiefe: stammwärts: längs Vasa ulnaria und Ramus vol. n. ulnaris. In den subtendinösen Raum.
distalwärts: Kommissuralraum 1—3.
Lumbricalessehnen → Sehnenscheiden der 3 mittleren Finger.
Durchbruch nach außen: Mitte der Hohlhand; über dem radialen Anteil des volaren Handgelenkabschnittes.
In der ersten Kommissur.

Behandlung: Langsschnitt in der Hohlhand. Ausbreitungswege prüfen. Wenn notig Gegenschnitte.

Tiefe Hohlhandphlegmone:

Ausbreitung: fingerwarts: in den Lumbricalessehnen nach den Sehnenscheiden 2—4.
stammwärts: unter den Sehnensäcken hindurch nach dem Vorderarm.
seitwarts: in den Thenarraum.
nach vorn: in die Sehnensäcke.

Behandlung:

Tiefe Hohlhandphlegmone und gleichzeitige Sehnenscheidenentzündung (meist Mittelfinger): Exartikulation des Fingers im Grundgelenk und Entfernung des zugehörigen Metacarpusköpfchens.

Tiefe Hohlhandphlegmone ohne gleichzeitige Sehnenscheideneiterung: Schnittführung nach Kanavel. Von den Interdigitalfalten 2, 3 und 4 ausgehend je einen Längsschnitt. Freilegen des tiefen Hohlhandraumes. Ableitung durch Gummistreifen.

Schienung: dorsale Gipsschiene, von den Fingerspitzen bis zum Ellbogen reichend. Abduktionsschiene. Nach Abklingen der akuten Erscheinungen Finger freigeben.

2. Phlegmone des Thenarraumes.

Der Eiter liegt in dem Spaltraum, welcher gebildet wird von den Mm. abd. poll. brevis, opponens poll., flexor poll. brevis einerseits, und dem M. adductor poll. anderseits.

Die weitere Ausbreitung erfolgt am häufigsten nach distal in die erste Interdigitalfalte. Hier kann sie durch eine dreieckförmige, verdünnte Fascienstelle an die Oberfläche durchbrechen, oder nach dorsal sich weiter ausbreiten.

Selten ist der Durchbruch in die Sehnenscheide des Daumens, häufiger kommt der umgekehrte Weg zur Beobachtung.

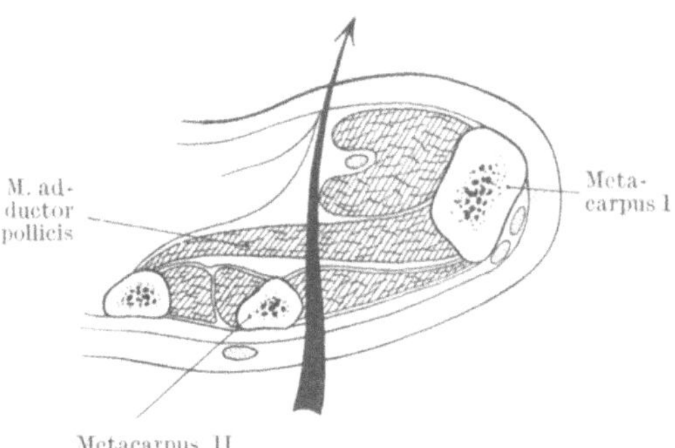

Abb. 105. Eröffnung des Thenarraumes.

Die Erkennung der Thenarphlegmone bietet keine Schwierigkeiten. Die Gegend des Daumenballens ist geschwollen, gerötet und stark druckempfindlich. Hat die Entzündung bereits auf das Dorsum übergegriffen, so findet sich der dorsale Anteil des ersten Interdigitalraumes verstrichen und druckempfindlich.

Behandlung. Der Thenarraum wird zweckmäßig von hinten eröffnet, und zwar von einem Längsschnitt aus, welcher an der radialen Kante des 2. Mittelhandknochens verläuft. Auf der durchgestoßenen Kornzange wird an der Volarseite ein Gegenschnitt vorgenommen und ein Gummistreifen durchgezogen.

Die Ruhigstellung erfolgt durch eine volare Drahtschiene, welche den Daumenballen umgreift und den Daumen in mittlerer Beugestellung festhält.

Die Thenarphlegmone hat im allgemeinen eine gute Prognose. Die entzündlichen Erscheinungen gehen nach einigen Tagen zurück und am Ende der 1. Woche kann der Gummistreifen entfernt werden.

3. Phlegmone des Hypothenarraumes.

Der Eiter liegt direkt unter der Fascie, welche die Hypothenarmuskulatur umhüllt. Schwellung, Rötung und Druckschmerz beschränken sich genau auf den Hypothenarraum, so daß die Erkennung nicht schwer fällt.

Behandlung. Die Hypothenarloge wird im Evipanrausch durch einen Längsschnitt eröffnet und die Haut-Fascienränder genügend

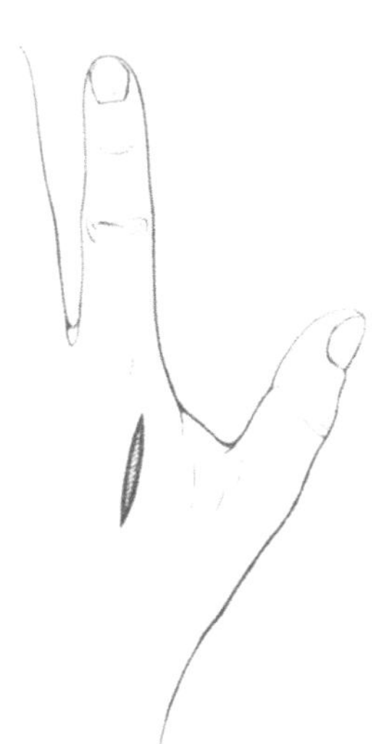

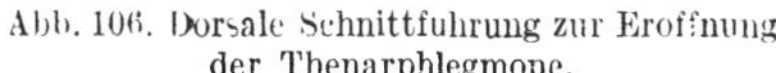

Abb. 106. Dorsale Schnittführung zur Eröffnung der Thenarphlegmone.

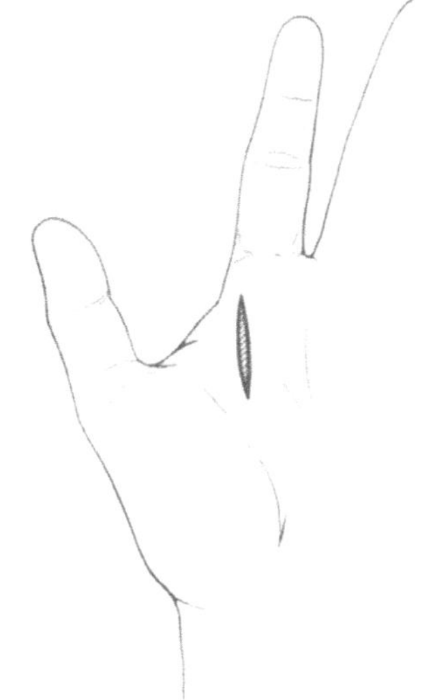

Abb. 107. Thenarphlegmone. Volarer Gegenschnitt.

zurückgeschnitten. Eine Ableitung ist nicht erforderlich. Der Wundschluß tritt meist im Laufe einer Woche ein.

4. Interdigitalphlegmone.

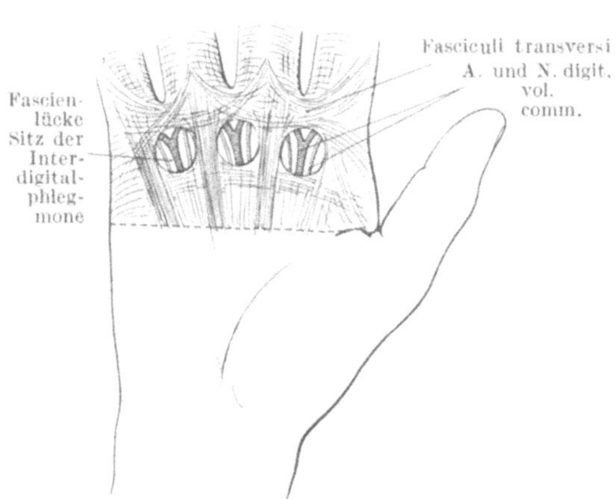

Abb. 108. Anatomische Verhältnisse der Interdigitalräume.

Zwischen den Fingerbasen weist die dreieckige Sehnenplatte der Aponeurosis palmaris Lücken auf, durch welche die Nn. und Aa. digitales volares communes unter die Haut treten und die oberflächlichen Venen mit den tiefen anastomosieren (Abb. 108). Die Infektion dieser Zwischenräume, welche mit Fetträubchen ausgefüllt sind, kommt ziemlich häufig zur Beobachtung. Entweder handelt es sich um eine traumatische Infektion durch eine Stichverletzung, oder um ein Übergreifen der Entzündung von einem Schwielenabsceß her oder von einem Sehnenscheidenpanaritium.

Die Ausbreitung erfolgt in der Regel nach 3 Richtungen:

Nach dorsal: in der Regel beschränkt sich die Entzündung auf den Interdigitalraum. In selten Fällen geht der Prozeß weiter, es entsteht die subfasciale Handrückenphlegmone.

Seitwärts: die Infektion geht von einer Kommissur zur anderen, ohne aber in die Tiefe zu dringen.

Fingerwärts: das Übergreifen der Infektion auf das subcutane Gewebe der Grundphalange kommt zur Beobachtung, ist aber selten.

Die Erkennung bereitet keine Schwierigkeiten: Der Interdigitalraum ist stark geschwollen, gerötet und druckempfindlich.

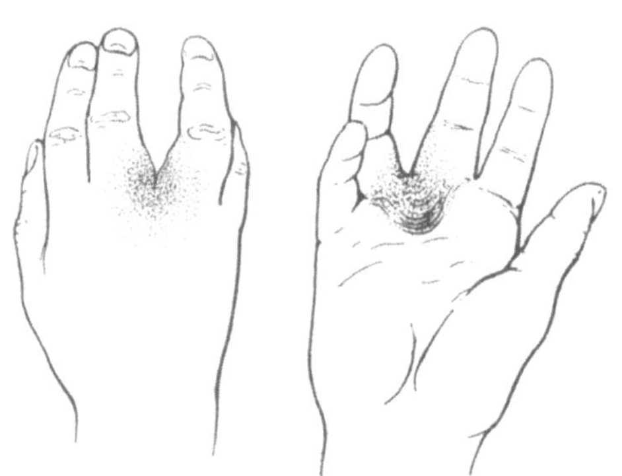

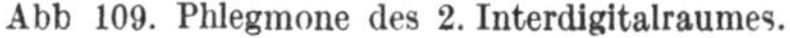

Abb 109. Phlegmone des 2. Interdigitalraumes.

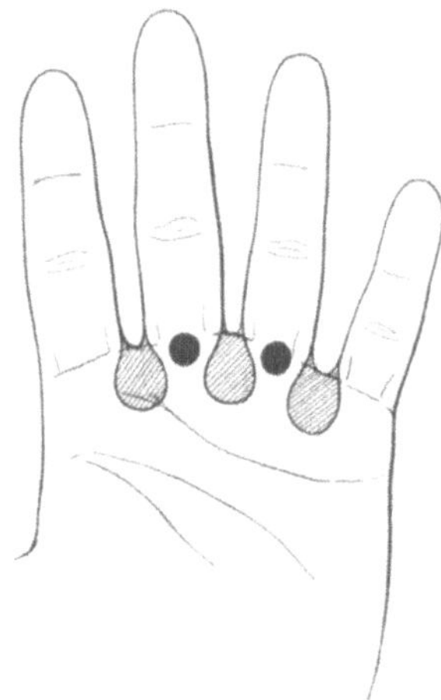

Abb. 110. Sitz der Interdigitalphlegmone und des Schwielenabscesses.

Die Schwellung greift auf die einander zugekehrten Seiten der Grundphalangen über und befällt auch den Handrücken in wechselnder Ausdehnung. Die beiden den Interdigitalraum abgrenzenden Finger stehen in ausgesprochener Spreizstellung. Diese ist so charakteristisch, daß sie die Diagnose ohne weiteres erlaubt (Abb. 109 und 110).

Die Abgrenzung gegenüber einem subcutanen Panaritium der Grundphalange oder dem Sehnenscheidenpanaritium wird durch die vorwiegende Lokalisation von Schwellung und Druckschmerz im Interdigitalraum, also neben der Phalange und neben dem Metacarpusköpfchen, ermöglicht.,

Die Eröffnung des Interdigitalabscesses erfolgt in örtlicher Betäubung. Auf der Höhe der Verbindungslinie der Lineae cephalica und mensalis, im Schnittpunkt mit der handwärts verlängerten Interdigitallinie werden unter allmählichem Vorstoßen der Nadel bis an die Rückenhaut 10 ccm einer $^{1}/_{2}$% Novocainlösung eingespritzt. Diese Betäubungsart genügt in jedem Falle. Irgendwelche Komplikationen wurden bisher nicht beobachtet. Besteht gleichzeitig ein Schwielenabsceß, so muß auch der benachbarte Interdigitalraum anästhesiert werden (Abb. 111).

Die Schnittführung erfolgt in der Längsrichtung, wobei der Schwimmhautrand unbedingt geschont werden muß. Regelmäßig wird ein dorsaler Gegenschnitt angelegt und ein Gummistreifen durchgeführt (Abb. 112 und 113).

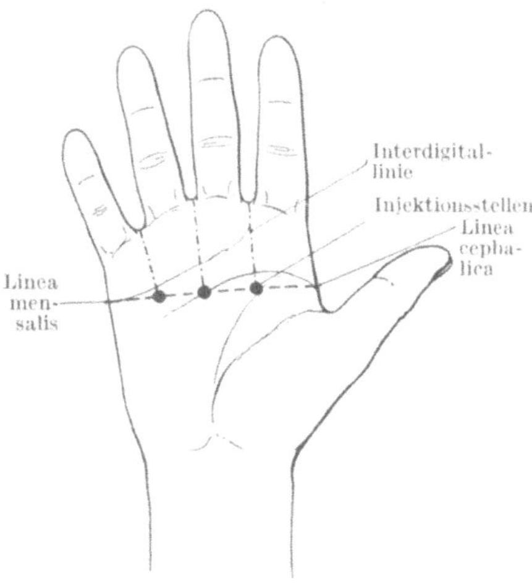

Abb. 111. Örtliche Betäubung bei der Interdigitalphlegmone.

Besteht gleichzeitig ein Schwielenabsceß, so wird die Schwielendecke durch Tangentialschnitte abgetragen, bis die Höhle vollkommen freiliegt. Läßt sich eine Verbindung mit dem Interdigitalabsceß feststellen, dann wird diese durch eine quere Incision mit dem Interdigitalschnitt in Verbindung gebracht.

Die eröffnete Interdigitalphlegmone kommt in der Regel im Laufe der nächsten 8 Tage zur Ausheilung, sofern bereits bei der ersten Spaltung von volar her gleichzeitig der dorsale Gegenschnitt angelegt wurde. Andernfalls muß dieser häufig nach einigen Tagen doch noch nachgeholt werden.

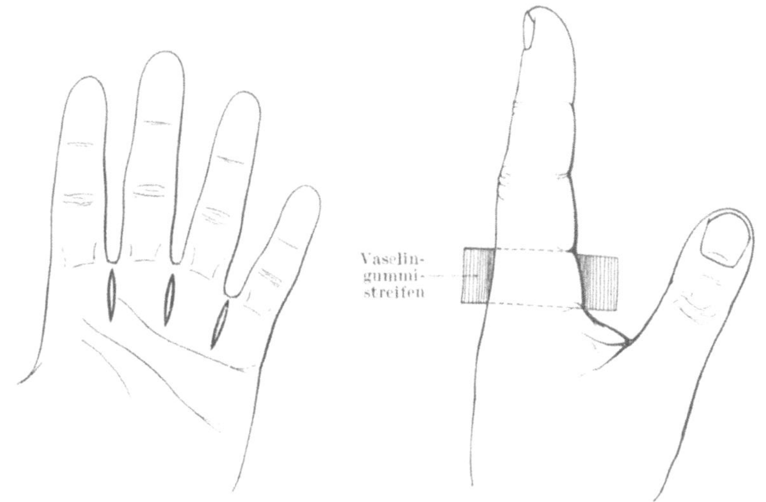

Abb. 112. Eröffnung der Interdigitalphlegmonen 2—4.

Abb. 113. Interdigitalphlegmone. Der dorsale Gegenschnitt ist ausgeführt. Die beiden Schnittöffnungen sind durch einen Vaselin-Gummistreifen verbunden.

Dorsale Phlegmone des Interdigitalraumes I.

Kleinere und aus diesem Grunde oft vernachlässigte Wunden an der ulnar gelegenen Innen-Rückseite des Daumengrundgliedes können eine Infektion des dorsalen Interdigitalraumes I nach sich ziehen. Schwimmhautfalte und angrenzende Teile handwärts sind stark

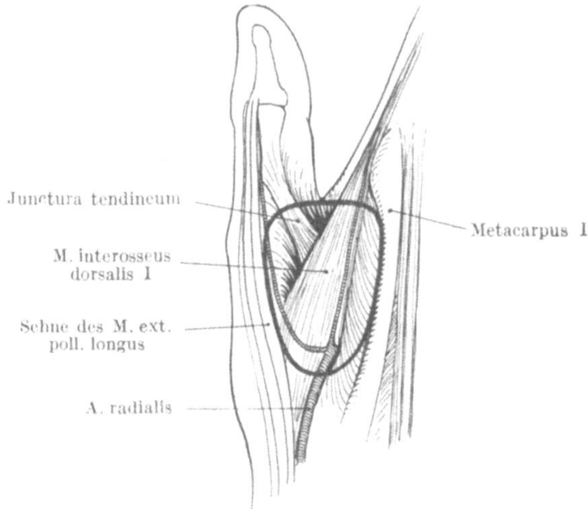

Abb. 114. Interdigitalphlegmone I. Anatomische Verhältnisse.

geschwollen, gerötet und druckempfindlich. Der Daumen wird in starker Abduktionsstellung gehalten. Eine Ausbreitung nach dem Thenarraum wurde bisher nicht beobachtet, immerhin besteht diese Möglichkeit (Abb. 114).

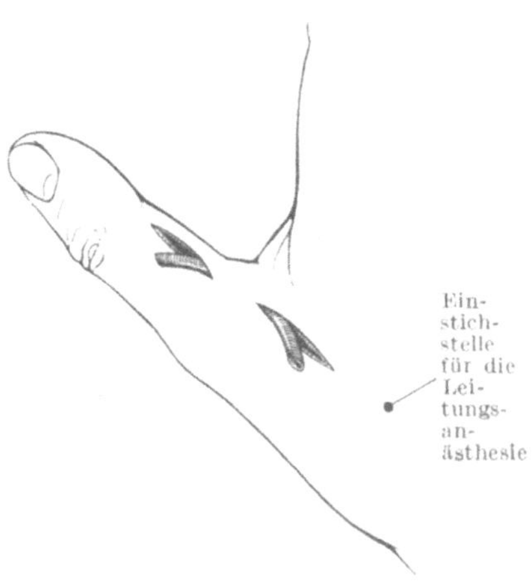

Abb. 115. Schnittführung und Ableitung bei der Interdigitalphlegmone I.

Die **Eröffnung** wird in örtlicher Betäubung vorgenommen: etwas oberhalb der Basis des Metacarpus I und unmittelbar an der ulnaren Kante werden 10 ccm einer $^1/_2$% Novocainlösung eingespritzt. Hält man sich genau am ulnaren Rand, so ist eine Verletzung der A. radialis, die hier nach der Hohlhand umbiegt, gering. Die Eröffnung des Eiterherdes erfolgt durch einen Längsschnitt, der auf der Höhe des Daumengrundgelenkes beginnt, und 3—4 cm stammwärts fortgesetzt wird. Läßt sich eine subfasciale Verbindung mit der Eintrittspforte am Daumen feststellen, so wird letztere durch einen Längsschnitt erweitert, die Hautränder zurückgeschnitten, und die beiden Schnittöffnungen durch einen längsgespaltenen Gummidrain verbunden (Abb. 115).

Übersicht.

Thenarphlegmone:

Ausbreitung: Distalwärts nach dem ersten Interdigitalraum.

Behandlung: Eröffnung von hinten, von einem Längsschnitt aus, welcher an der radialen Kante des 2. Mittelhandknochens verläuft. Volarer Gegenschnitt. Gummistreifen.

Ruhigstellung durch volare Drahtschiene, die den Daumenballen umgreift und den Daumen in mittlerer Beuge-Oppositionsstellung festhalt.

Phlegmone des Hypothenars: Spaltung durch einen volaren Längsschnitt.

Interdigitalphlegmone:

Ausbreitung: Nach dorsal.

Von einer Kommissur auf die andere.

Fingerwärts: auf das subcutane Gewebe der Grundphalange.

Behandlung: Je ein volarer und dorsaler Längsschnitt unter Schonung der Schwimmhautfalte. Gummistreifen.

Dorsale Phlegmone des ersten Interdigitalraumes: Längsschnitt, auf der Höhe des Daumengrundgelenkes beginnend, 3—4 cm nach stammwärts.

Sachverzeichnis.